全国中医药行业高等教育"十四五"规划教材
全国高等中医药院校规划教材（第十一版） 配套用书

免疫学基础与病原生物学实验

（新世纪第四版）

（供中医学、针灸推拿学、中西医临床医学、护理学等专业用）

主　编　田维毅（贵州中医药大学）
　　　　卢芳国（湖南中医药大学）

U0346633

中国中医药出版社
·北 京·

图书在版编目（CIP）数据

免疫学基础与病原生物学实验/田维毅，卢芳国主编 . —4 版 . —北京：中国中医药出版社，2022.6（2025.1 重印）

全国中医药行业高等教育"十四五"规划教材配套用书

ISBN 978-7-5132-7568-2

Ⅰ.①免… Ⅱ.①田… ②卢… Ⅲ.①免疫学-实验-高等学校-教材 ②病原微生物-实验-高等学校-教材 Ⅳ.①R392-33 ②R37-33

中国版本图书馆 CIP 数据核字（2022）第 067347 号

中国中医药出版社出版

北京经济技术开发区科创十三街 31 号院二区 8 号楼

邮政编码 100176

传真 010-64405721

廊坊市祥丰印刷有限公司印刷

各地新华书店经销

开本 787×1092 1/16 印张 5.25 字数 118 千字

2022 年 6 月第 4 版 2025 年 1 月第 3 次印刷

书号 ISBN 978-7-5132-7568-2

定价 20.00 元

网址 www.cptcm.com

服 务 热 线 010-64405510 微信服务号 zgzyycbs

购 书 热 线 010-89535836 微商城网址 https://kdt.im/LIdUGr

维 权 打 假 010-64405753 天猫旗舰店网址 https://zgzyycbs.tmall.com

如有印装质量问题请与本社出版部联系（010-64405510）

版权专有 侵权必究

全国中医药行业高等教育"十四五"规划教材
全国高等中医药院校规划教材（第十一版）　配套用书

《免疫学基础与病原生物学实验》编委会

主　编　田维毅（贵州中医药大学）
　　　　卢芳国（湖南中医药大学）
副主编　蔡　琨（贵州中医药大学）
　　　　元海军（山西中医药大学）
　　　　胡　珏（湖南中医药大学）
编　委（按姓氏笔画排序）
　　　　丁剑冰（新疆医科大学）
　　　　王　垚（黑龙江中医药大学）
　　　　边育红（天津中医药大学）
　　　　刘文泰（河北中医学院）
　　　　刘永琦（甘肃中医药大学）
　　　　张宏方（陕西中医药大学）
　　　　范　虹（湖北中医药大学）
　　　　罗　晶（长春中医药大学）
　　　　赵文娟（云南中医药大学）
　　　　陶方方（浙江中医药大学）
　　　　梁裕芬（广西中医药大学）
　　　　梅　雪（河南中医药大学）
　　　　赖　宇（成都中医药大学）
　　　　雷　萍（辽宁中医药大学）

编写说明

　　实验教学是《免疫学基础与病原生物学》教学的重要内容。通过免疫学与病原生物学实验的学习与实践,不仅可以提高学生对相关理论知识的学习兴趣和学习效果,而且可以提高学生实践操作的基本技能,培养学生分析问题、解决问题的能力,严谨、求实的科学态度。

　　本教材是全国中医药行业高等教育"十四五"规划教材《免疫学基础与病原生物学》的配套实验教材。此次修订的总体原则是以落实"立德树人"教育教学根本任务为目的,围绕中医药院校各主要专业培养目标,紧跟学科发展前沿,完善综合性/设计性实验项目,为培养优秀医学人才提供《免疫学基础与病原生物学实验》教学蓝本。

　　根据实验内容,本教材共分四章。第一章为医学免疫学实验,主要介绍医学免疫学的基本操作技术;第二章为医学微生物学实验,主要介绍医学微生物学的基本实验技能;第三章为医学寄生虫学实验,主要介绍医学寄生虫学的基本形态观察;第四章为综合性/设计性实验,主要介绍有关免疫学基础与病原生物学的部分综合性/设计性实验项目,以供教学选择。此外,本教材的附录部分主要介绍免疫学基础与病原生物学实验的扩展内容,以供教材使用者参考。

　　为完成本教材的编写,全国 17 所医药院校 19 位编委集思广益、推陈出新,使本教材内容具有先进性、普及性和适用性。本教材编写过程中,得到了上海中医药大学王易教授的悉心指导和大力支持,在此表示衷心感谢!

　　由于编者水平有限,不妥之处恳请读者和同行提出宝贵意见,以便再版时修订提高。

《免疫学基础与病原生物学实验》

编委会

2022 年 4 月

目　录

实验室规则 ▷▷▷▷

免疫学基础与病原生物学实验中，常常会使用一些血清或病原材料，操作时存在人员感染或污染环境的危险。因此，要求操作者严格遵守实验室规则，养成良好的操作习惯，最大限度保障操作人员及环境安全。

1. 实验前认真预习实验内容，熟悉操作过程中的危险环节和注意事项。

2. 进入实验室必须穿着实验服，禁止携带非实验必需物品进入实验室。

3. 实验过程中禁止吸烟和进食，保持肃静，不得随意走动。

4. 严格遵守各实验操作规程。

5. 树立牢固的无菌概念，严格遵守无菌操作规则。实验中产生的所有污染材料不得随意摆放和丢弃，须按要求处理。

6. 实验过程中若出现传染性材料污染、容器破碎等意外情况，须在老师的指导下进行妥善处理。

7. 实验结束后，应打扫卫生，整理器材物品，保持实验室整洁。

第一章 医学免疫学实验 ▷▷▷▷

实验一 凝集反应

【实验目的】

1. 掌握直接凝集反应的主要方法、操作过程和临床意义。
2. 了解凝集反应的原理。

【实验原理】

颗粒性抗原（如细菌、螺旋体、红细胞或细胞性抗原等）或可溶性抗原与载体颗粒结合成致敏颗粒后，它们与相应抗体能在体外发生特异性结合，在有电解质存在且两者比例合适的情况下，可形成肉眼可见的凝集，这种现象称为凝集反应。直接凝集试验包括玻片凝集试验和试管凝集试验，取已知的免疫血清（含抗体）与待测样品中的颗粒性抗原（细菌、钩端螺旋体、红细胞或细胞性抗原等）结合，可产生肉眼可见的凝集现象。

【实验材料】

（一） 玻片凝集试验

1. 大肠埃希菌 18~24 小时斜面培养物。
2. 1：20 稀释的大肠埃希菌多价免疫血清。
3. 载玻片、生理盐水、接种环、记号笔、滴管和酒精灯等。

（二） 试管凝集试验

1. 大肠埃希菌培养物制备的细菌悬浊液。
2. 大肠埃希菌免疫血清，经 56℃30 分钟灭活（破坏补体）。
3. 小试管、试管架、微量移液器、生理盐水等。

【实验方法】

（一） 玻片凝集试验

1. 取清洁玻片 1 张，用记号笔分别在玻片上画 2 个直径为 1.5cm 左右的圆圈，并在背面分别标记为 1 号、2 号。用滴管在 1 号圈内滴加生理盐水 1 滴，在 2 号圈内滴加大肠埃希菌免疫血清 1 滴。

2. 用灭菌后的接种环取少许大肠埃希菌培养物，分别加入 1 号、2 号圈内，随即将菌液与生理盐水或免疫血清混合成均匀悬浊液。

（二） 试管凝集试验

1. 取小试管 8 支，依次编号后，分别排列于试管架上，按表 1-1 内容进行操作。

2. 用微量移液器吸取生理盐水，第 1 管加入 0.9mL，其他管各加入 0.5mL。

3. 用微量移液器吸取 0.1mL 大肠埃希菌免疫血清加入第 1 管中，吹吸 3 次使之充分混匀，此管血清稀释度为 1 : 10。从第 1 管中吸出 0.5mL 加入第 2 管中，反复吹吸混匀，然后吸出 0.5mL 加入第 3 管中，同法依次稀释至第 7 管。从第 7 管吸出 0.5mL 弃之。第 8 管不加血清作为阴性对照管。

4. 用微量移液器吸取大肠埃希菌菌液，每管加入 0.5mL，血清倍比稀释度从第 1 管开始分别为 1 : 20、1 : 40、1 : 80、1 : 160、1 : 320、1 : 640 和 1 : 1280。

5. 将试管内液体振荡混匀后，置 37℃ 恒温箱过夜。

表 1-1 试管法凝集试验操作和结果举例（单位：mL）

试管号	1	2	3	4	5	6	7	8
生理盐水	0.9	0.5	0.5	0.5	0.5	0.5	0.5	0.5
抗体（血清）	0.1	0.5	0.5	0.5	0.5	0.5	0.5	弃去
抗原（菌液）	0.5	0.5	0.5	0.5	0.5	0.5	0.5	0.5
血清稀释度	1 : 20	1 : 40	1 : 80	1 : 160	1 : 320	1 : 640	1 : 1280	—
37℃恒温箱过夜								
结果	++++	++++	++++	+++	++	+	−	−

【结果观察】

（一） 玻片凝集试验

玻片静置数分钟后观察结果。如上述混悬液由均匀混浊状变为澄清透明，并出现大小不等的乳白色凝集块者即为阳性（+）；如混悬液仍呈均匀混浊状则为阴性（−）。如肉眼观察不够清楚，可将玻片置于显微镜下用低倍镜观察（图 1-1）。

（二） 试管凝集试验

1. 对照管应无凝集现象，液体均匀混浊，部分细菌沉积于管底，形成白色圆形沉积物。

2. 观察 1~7 试验管中液体的混浊度以及管底的凝块，根据这两种现象确定和记录凝集反应的强度。

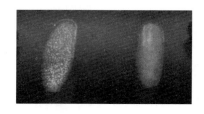

图 1-1 玻片凝集试验（左侧为阳性，右侧为阴性）

++++：完全凝集，上层液体澄清透明，管底有边缘不整的白色凝块。

+++：大部分凝集，上层液体微微混浊，管底有边缘不整的白色凝块。

++：半数凝集，上层液体中等混浊，管底有大而薄的伞状白色凝块。

+：少量凝集，上层液体混浊，管底有少量凝块。

－：不凝集，与对照管现象相同。

3. 判定血清凝集效价（滴度）。能发生"++"凝集现象的最高血清稀释度为血清凝集效价，也称滴度。如表 1-1，其血清凝集效价为 1∶320。

【注意事项】

（一）玻片凝集试验

1. 玻片应洁净、干燥、中性，以防止和减少非特异性凝集。

2. 每一待检菌均须做生理盐水对照，若生理盐水对照出现凝集则表示细菌发生自凝，试验结果无效。

3. 在载玻片两端涂布混合细菌时，应先将细菌与生理盐水均匀混合，然后再将细菌与免疫血清均匀混合，以免将血清带入生理盐水中。

4. 试验后的细菌仍有传染性，应将载玻片及时放入消毒缸内。

5. 该方法主要用于细菌菌种的鉴定、分型以及人类红细胞 ABO 血型抗原的鉴定（后附）。此法操作简便，反应迅速，为定性试验，敏感性较低。

（二）试管凝集试验

1. 抗原、抗体在比例适当时，才出现肉眼可见的凝集现象。如抗体浓度过高，则无凝集物形成。此时须加大抗体稀释度重新试验。

2. 判断结果时，应在暗背景下透过强光观察。

3. 注意温度、pH、电解质对试验结果的影响。

4. 抗原、抗体加入后要充分振摇，以增加抗原抗体的接触。

5. 本法主要检测血清中有无某种特异性抗体及其效价，可协助临床诊断或供流行病学调查研究。常用的有诊断伤寒和副伤寒的肥达反应（Widal test）、诊断斑疹伤寒和恙虫病等立克次体病的外-斐反应（Weil-Felix reaction）以及诊断布氏菌病的瑞特反应（Wright test）。本试验是一种经典的半定量凝集试验，操作简单，但敏感性不高。

附：玻片法鉴定人 ABO 血型（直接凝集试验）

【实验原理】

同上。

【实验材料】

抗 A 标准抗体、抗 B 标准抗体、人红细胞悬液、载玻片、牙签、记号笔、滴管等。

【实验方法】

1. 在洁净载玻片的左右上角，分别用记号笔标记"A"和"B"。
2. 分别吸取抗 A 标准抗体和抗 B 标准抗体 1 滴，滴在载玻片左右两侧中央。
3. 用滴管吸取人红细胞悬液，分别滴于载玻片抗 A 标准抗体和抗 B 标准抗体上，然后用牙签混匀。
4. 手持载玻片轻轻摇动，室温下静置数分钟后观察结果。

【结果观察】

见表 1-2。

表 1-2　人 ABO 血型鉴定结果

血型	抗 A 标准抗体	抗 B 标准抗体
A	+	−
B	−	+
AB	+	+
O	−	−

注："+"凝集，"−"不凝集。

实验二　沉淀反应

【实验目的】

1. 熟悉沉淀反应的基本原理。
2. 了解反应的主要方法、操作过程和临床意义。

【实验原理】

可溶性抗原（包括血清蛋白质、细菌外毒素以及各种微生物和组织细胞的可溶性浸出物等）与相应抗体结合，在比例适宜且有电解质存在的情况下，经过一定时间形成肉眼可见的沉淀或沉淀线，此种现象称为沉淀反应。

（一） 单向琼脂扩散试验

单向琼脂扩散试验系定量试验，通常以已知抗体测定未知抗原。试验中首先将一定量的抗血清（抗体）与加热熔化的离子琼脂混匀后，浇注平皿或玻片上，制成含抗体的琼脂板；接着在琼脂板上打孔，将不同浓度的标准抗原或待检抗原加入孔中，抗原向孔四周呈辐射状扩散，与已混在琼脂中的相应抗体结合，在抗原抗体比例合适处形成白色圆形沉淀环。当抗体浓度一定时，沉淀环的直径大小与抗原浓度呈正相关。利用此原理，可定量检测未知抗原。

其检测方法：先以已知不同浓度的标准抗原与固定浓度的抗血清反应测得的沉淀环直径作为纵坐标，以抗原浓度为横坐标，绘制标准曲线；然后量取待检同种抗原的沉淀环直径，即可从标准曲线中求得其含量。该试验在实践中主要用于定量检测标本中的各种免疫球蛋白、补体以及甲胎蛋白（AFP）等物质的含量。

（二） 双向琼脂扩散试验

双向琼脂扩散试验系定性试验。本法是将可溶性抗原与相应抗体分别加入琼脂板上相邻的两孔中，两者各自向四周扩散，在两孔之间的区域内当比例适合时可形成沉淀线；如抗原与抗体无关则不形成沉淀线。若两孔中含有多个对应的抗原抗体系统，则可出现多条沉淀线。沉淀线的特征与位置不仅跟试剂的特异性与浓度有关，且与其分子大小和扩散速度等因素相关。此试验可用于检测抗原或抗体的特异性和纯度，亦可用已知的抗原（抗体）来测未知的抗体（抗原）。临床上可用于 AFP 的检测，以辅助诊断原发性肝癌等疾病。

（三） 对流免疫电泳

在 pH 为 8.6 的缓冲液中，抗原带负电荷，可在电场作用下由阴极向阳极移动。抗体为大分子球蛋白，带少量的负电荷，移动较慢，受电渗作用反而向阴极移动，这样就使抗原、抗体在电场中相对移动，从而形成对流。经过一定时间泳动后，在最适比例处形成肉眼可见的白色沉淀线。这种在双向扩散基础上加电泳的方法，称为对流免疫电泳。由于抗原、抗体在电场中受外力定向移动，因而提高了反应速度及敏感度。由于沉淀线出现较快，在短时内可观察结果，常用于快速诊断。

【实验材料】

（一） 单向琼脂扩散试验

1. 标准人 IgG、待测血清、抗人 IgG 免疫血清。
2. 3% 琼脂（用生理盐水配制），置 60℃ 水浴中保温。

3. 载玻片、3mm 打孔器、注射器针头、微量加样器、湿盒等。

（二） 双向琼脂扩散试验

1. 抗 AFP 血清、已知肝癌患者 AFP 阳性血清、待检患者血清。
2. 1.2%琼脂（用生理盐水配成）。
3. 载玻片、湿盒、3mm 打孔器、微量加样器、注射器针头、吸管等。

（三） 对流免疫电泳

1. 抗 AFP 血清、待检血清、已知 AFP 阳性血清。
2. 1.2%琼脂（0.05mol/L pH8.6 巴比妥缓冲液配制）。
3. 电泳槽、3mm 打孔器、载玻片、微量加样器、注射器针头、吸管等。

【实验方法】

（一） 单向琼脂扩散试验

1. 稀释抗血清 如抗血清单向扩散效价为 1∶120，则将 1mL 抗血清加入 119mL 熔化的 3%琼脂中，充分混匀。

2. 铺板 将熔化的琼脂浇注在载玻片（厚 2mm）上，平置冷却备用。

3. 稀释标准抗原（人 IgG） 每支冻干人 IgG 中加入蒸馏水 0.5mL，待完全溶解后，用生理盐水稀释成 100μg/mL、75μg/mL、50μg/mL、25μg/mL 四个不同稀释度。

4. 稀释待测血清 用生理盐水按 1∶40 稀释。

5. 打孔 用打孔器在琼脂板上打孔，孔径 3mm，孔间距 15mm，用注射器针头挑出孔中琼脂（图 1-2）。

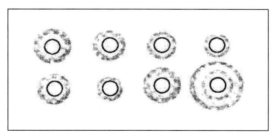

图 1-2 单向琼脂扩散试验

6. 加样 每孔加样 10μL，上排 4 孔加标准人 IgG，余孔加待测血清。

7. 反应 将加样后的琼脂板平放在湿盒中，置 37℃恒温培养箱，24~48 小时后观察反应结果。

（二） 双向琼脂扩散试验

1. 琼脂反应板的制备 用定量吸管吸取熔化的琼脂 3.5mL，迅速平铺在载玻片上。

2. 打孔　待琼脂凝固后用打孔器打孔（孔径 3mm，孔距 4mm），将孔内琼脂用注射器针头挑出（图 1-3）。

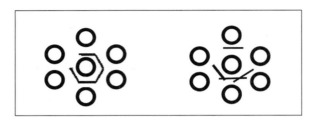

图 1-3　双向琼脂扩散试验（梅花孔法）

3. 加样　以上方孔为第 1 孔，按顺时针方向分别称为第 2、3、4、5、6 孔，中央为第 7 孔。第 7 孔加入抗 AFP 血清，第 1、4 孔加入已知 AFP 阳性血清，作为阳性对照孔。第 6 孔加入已知 AFP 阴性血清，作为阴性对照孔。其余第 2、3、5 孔为试验孔，加入待检血清。

4. 反应　将加好样的琼脂板水平放置于湿盒内，于 37℃ 恒温培养箱反应 24 小时后，取出湿盒内的琼脂板观察结果。

（三）　对流免疫电泳

1. 琼脂反应板的制备　先用 0.05mol/L pH8.6 巴比妥缓冲液配制 1.2% 琼脂，水浴中加热熔化，然后用吸管吸取 3.5mL 加于载玻片上。

2. 打孔　琼脂冷却后打孔，孔径 3mm，两孔间距离 4~5mm，将孔内琼脂用注射器针头挑出（图 1-4）。

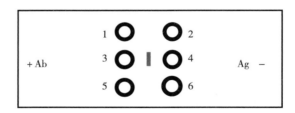

图 1-4　对流免疫电泳

3. 加样　分别从上至下向左列第 1、3、5 孔内加入抗 AFP 血清，向右列第 2 孔内加入待检患者血清，第 4 孔内加已知 AFP 阳性血清作为阳性对照，第 6 孔内加已知阴性对照血清。各孔加满为度，勿使外溢。

4. 电泳　将加好样品的琼脂板放置电泳槽上，抗原孔一侧接阴极端，抗体孔一侧接阳极端。琼脂板两端分别用滤纸（滤纸宽度应与琼脂板宽度一致，滤纸应盖在琼脂板两端各 1cm 处）与 0.05mol/L pH8.6 的缓冲液相连，接通电源，控制电流在 4mA/cm 宽、端电压约 6V/cm 长，电泳 45~90 分钟，关闭电源，取出琼脂板观察结果。

【结果观察】

（一）单向琼脂扩散试验

1. 用标尺测量乳白色沉淀环直径并记录（图1-2）。

2. 标准曲线的绘制以标准抗原的沉淀环直径为纵坐标，相应孔中 IgG 浓度为横坐标，在半对数纸上，绘制标准曲线（图1-5）。

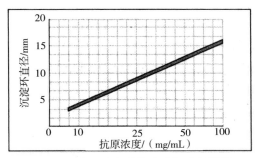

图1-5 单向琼脂扩散试验标准曲线图

（二）双向琼脂扩散试验

待测标本若出现沉淀线，且与阳性对照的沉淀线吻合，则为阳性反应。如无沉淀线出现或是与阳性对照沉淀线交叉的沉淀线则为阴性。图1-3（左）中第1、4孔与第7孔间出现白色沉淀线（阳性对照），第6与第7孔间不出现白色沉淀线（阴性对照）；第2、3、5孔与第7孔间出现白色沉淀线且与阳性对照沉淀线吻合，为实验阳性，表明待检血清中含有 AFP。图1-3（右）中出现与阳性对照相连接，且呈枪刺状（第4与第5孔间），说明两种抗原部分相同；出现成交叉的沉淀线（第3孔与第4孔），则是非特异性沉淀反应，为假阳性反应，乃判为实验阴性，表明待检血清为 AFP 阴性。

（三）对流免疫电泳

电泳毕，关闭电源，取出琼脂板。在黑色背景上方，透过散射光线，首先观察第3与第4孔间（阳性对照组）、第5与第6孔间（阴性对照组）的白色沉淀线是否出现；再看试验孔，如孔间未出现这样的沉淀线，则该待检血清为 AFP 阴性血清（图1-4）。

【注意事项】

（一）单向琼脂扩散试验

1. 制备抗体琼脂板时，琼脂温度必须严格控制。温度太低会导致琼脂凝固，太高将影响所加抗体的活性。

2. 加样孔中的琼脂应挑干净，且不可损坏孔的边缘，确保每孔的液面基本一致。

3. 待测标本抗原蛋白含量应不低于 1.25μg。

（二） 双向琼脂扩散试验

1. 加样时，避免样品溢出孔外。

2. 浇板时，琼脂面要铺平、无气泡，浇好后要放置 2 分钟待凝固。

3. 反应时间要适宜。时间过长，沉淀线可解离至假阴性；时间过短，则沉淀线未出现。

4. 加样时，抗体、阳性血清及待测标本应各用一支加样器，以免混淆，影响实验结果。

（三） 对流免疫电泳

1. 有时抗原抗体形成的沉淀线很弱，肉眼不易观察，可以染色。

2. 染色标本应在白色背景下观察，不染色标本需在斜射光的暗色背景下观察。

3. 琼脂板两端需用滤纸等物作桥，与桥内缓冲液接通。搭桥要完全紧密接触，以防电流不均发生沉淀线偏斜。

实验三　补体溶细胞试验

【实验目的】

1. 掌握补体溶血反应的试验方法。
2. 熟悉补体介导红细胞溶解的效应机制。

【实验原理】

用鸡红细胞免疫兔或豚鼠等动物产生相应抗体（溶血素），鸡红细胞与相应抗体结合后，形成抗原抗体复合物，激活补体的经典途径，形成攻膜复合物，导致红细胞溶解，引起溶血反应。

【实验材料】

1. 2%鸡红细胞（抗原）。
2. 溶血素（抗体）。
3. 20%新鲜兔或豚鼠血清（补体）。
4. 试管架、试管和吸管等。

【实验方法】

1. 取小试管 3 支，按表 1-3 内容加入各成分。

表 1-3　补体介导的溶血试验（单位：mL）

试管号	2%鸡红细胞	溶血素（2个单位）	20%补体	生理盐水	结果
1	0.25	0.25	0.25	0.25	发现溶血
2	0.25	0.25	—	0.5	未见溶血
3	0.25	—	0.25	0.5	未见溶血

2. 将上述 3 支试管放入 37℃水浴箱内 10~15 分钟后观察并记录结果。

【结果观察】

1. 试管内液体变成红色透明液体，见不到有形的红细胞为溶血。
2. 试管内液体混浊呈浅红色，可见红细胞悬浮为不溶血。

【注意事项】

1. 补体质量是影响实验结果的关键因素之一，一般采用新鲜的兔或豚鼠血清。每批补体使用前须测定是否存在天然细胞毒作用，应选用无细胞毒作用者；同时应测定补体的效价。
2. 抗血清在应用前必须离心，去除杂质和脂肪的干扰。

实验四　酶联免疫吸附试验（enzyme linked immunosorbent assay，ELISA）

【实验目的】

1. 掌握 ELISA 的基本原理和临床意义。
2. 熟悉 ELISA 间接法、双抗夹心法的实验操作技术。

【实验原理】

ELISA 是用酶标记的抗体进行的抗原抗体反应。它是将抗原抗体反应的特异性与酶催化作用的高效性相结合，通过酶作用于底物后显色来判定结果。可用酶标测定仪测定光密度值以反映待测样品的含量。

目前常用的 ELISA 方法有测定抗体的间接法、测定抗原的双抗体夹心法和竞争法等。ELISA 间接法原理：将可溶性抗原吸附于聚苯乙烯酶标板，使待检抗体与之反应，加入与待检抗体相对应的酶标抗-抗体（第二抗体），再加底物显色。呈色反应的程度与待检抗体浓度在一定范围内成正比。

【实验材料】

1. 辣根过氧化物酶（HRP）标记的兔抗鼠 IgG。

2. 阳性对照样品，鼠抗促肾上腺皮质激素释放因子（CRF）多克隆抗体血清。

3. 阴性对照样品，完全培养液。

4. 待检样品（包被抗原），抗促肾上腺皮质激素释放因子（CRF）单克隆抗体培养液上清。

5. 包被缓冲液，0.05mol/L pH9.6 碳酸盐缓冲液。

6. 洗涤缓冲液，0.01mol/L pH7.4 PBS 生理盐水（含 0.05%Tween-20）。

7. 封闭液，0.01mol/L pH7.4 PBS（内含 1% BSA）。

8. 底物溶液，邻苯二胺 1mg/mL 溶于 pH5.0 柠檬酸缓冲液（0.1mL 柠檬酸 9.7mL，0.2mol/L 磷酸氢二钠 10.3mL），每毫升底物加 $1\mu L$ 30%H_2O_2，临用前配制。

9. 终止液，2mol/L H_2SO_4 溶液。

10. PBS（0.01mol/L pH7.4 的磷酸盐缓冲液）。

11. 器皿，聚苯乙烯 40 孔或 96 孔酶标板、移液器、试管、定量吸管。

【实验方法】

1. 包被。抗原 CRF，以包被缓冲液稀释为 $2\mu g/mL$，包被酶标板，每孔 $100\mu L$，4℃过夜（18~72 小时），次日弃之。

2. 封闭。2%BSA-PBS，每孔 $200\mu L$，温箱 43℃30 分钟，弃去液体。

3. 洗涤。将配制好的洗涤液注满聚苯乙烯酶标板各孔，静置 3~5 分钟后甩去液体拍干，重复 3 遍。

4. 加样，各孔（双复孔）分别加入以下液体。

（1）阳性对照样品 稀释的鼠抗 CRF 多克隆抗体血清，每孔 $100\mu L$。

（2）阴性对照样品 完全培养液，每孔 $100\mu L$。

（3）待检样品 培养液上清，每孔 $100\mu L$，放湿盒内置温箱 43℃ 30 分钟，弃去液体。

5. 洗涤（重复步骤"3"）。

6. 每孔加 $100\mu L$ 适度稀释（稀释度根据预试验确定）的酶标兔抗鼠 IgG，放湿盒内置温箱 43℃ 30 分钟，弃去液体。

7. 洗涤（重复步骤"3"）。

8. 每孔加 $100\mu L$ 底物溶液，置室温避光反应 5~10 分钟。

9. 每孔加 $50\mu L$ 2mol/L H_2SO_4 溶液终止反应 5 分钟。

10. 酶标仪检测，波长 490nm 处，测定各孔的光密度吸收值（OD 值），判断结果。

【结果观察】

凡 OD 值较阳性对照孔高 2 倍以上的标本为阳性。

【注意事项】

1. 加样本稀释液必须使用微量移液器，加入样本后必须混合均匀。

2. 严格控制反应时间，洗板时严格按操作规程进行，每一操作间隔不超过 10

分钟。

附：ELISA 双抗夹心法定性（或半定量）检测人血清中甲胎蛋白（alpha-feto-protein，AFP）的含量

【实验原理】

将特异性抗体吸附于固相载体（聚苯乙烯）上，加入待测样品和标准品，使之与吸附于固相载体上的特异性抗体反应后，洗去未反应样品，加入酶标抗体与抗原反应，形成抗体-抗原-酶标抗体复合物，再加入底物和显色剂，生成有色产物，借此进行检测。本试验可用于原发性肝癌和胎儿发育畸形的早期辅助诊断。

【实验材料】

微量移液器、AFP 单抗包被板、20ng/mL 标准品、400ng/mL 标准品、酶标抗体、洗液、底物、显色剂、终止液等。

【实验方法】

1. 加样 将包被孔编号，每孔加标准品或待测样品 100μL。

2. 孵育 37℃ 20 分钟。

3. 洗涤 洗涤前倒掉孔中标准品或待测样品。在各孔中加入洗液 100μL，轻轻摇动几下，弃之。然后用 PBS 缓冲液加满各孔，甩掉，反复 3~5 次，最后在吸水纸上轻轻拍干。

4. 加酶标抗体 每孔加入酶标抗体 100μL。

5. 孵育 37℃ 15 分钟。

6. 洗涤 重复步骤"3"。

7. 显色 加入底物 50μL，随即加入显色剂 50μL，轻微摇动几下，室温反应 5 分钟，每孔加终止液 50μL 终止显色后观察结果或比色。

8. 比色 测定各孔光密度（OD 值）。

【结果观察】

1. 若被测孔 OD 值小于 20ng/mL 对照孔 OD 值，可判为阴性。

2. 若被测孔 OD 值大于 400ng/mL 对照孔 OD 值，可判为阳性。

3. 若被测孔 OD 值介于 20ng/mL 对照孔和 400ng/mL 对照孔 OD 值之间，可判为弱阳性。

【注意事项】

1. 样本应为新鲜血清，溶血样本不可使用。样本 24 小时内不能及时使用，应保存于-20℃冰箱中。样本使用前应恢复到室温。样本禁止反复冻融。

2. 洗涤要彻底，防止假阳性，但也不可洗涤过猛过急而导致假阴性。

3. 严格控制反应时间和显色时间。

实验五　巨噬细胞吞噬试验

【实验目的】

1. 掌握巨噬细胞吞噬试验的原理。

2. 熟悉巨噬细胞吞噬试验的操作过程及意义。

【实验原理】

体内巨噬细胞具有吞噬功能，在体内外均能吞噬颗粒物质。巨噬细胞除执行非特异性吞噬功能外，更重要的是参与特异性体液免疫或细胞免疫应答，具有摄取、加工、处理、提呈抗原，以及激发 T、B 淋巴细胞产生免疫应答，调节免疫应答反应等重要功能。所以巨噬细胞的吞噬功能正常与否，在一定程度上可以反映机体的免疫状态。故通过观察巨噬细胞对颗粒异物〔如鸡红细胞（CRBC）、酵母菌等〕的吞噬现象，并计算其吞噬百分率和吞噬指数，可直接评价巨噬细胞的吞噬能力，从而间接评价机体的免疫应答能力。

【实验材料】

1. 小鼠，雌雄不限，体重 18～22g。

2. 1%鸡红细胞悬液：Alsever 液保存的鸡血 1mL，临用前加 5～10mL 的生理盐水洗涤 3 次，2000r/min，离心 5 分钟，弃上清液，取沉淀红细胞，用生理盐水配成 1%的鸡红细胞悬液（约含红细胞 $1×10^6$/mL）。

3. 6%可溶性淀粉肉汤：肉汤培养基 100mL，加入可溶性淀粉 6g，混匀，煮沸灭菌 30 分钟。

4. 75%乙醇、生理盐水、瑞氏染液等。

5. 一次性无菌注射器、手术剪、镊子、滴管、试管、载玻片和显微镜等。

【实验方法】

1. 每只小鼠在实验前 3 天腹腔内注射 6%淀粉肉汤液 1mL，以诱导巨噬细胞游离至腹腔。

2. 实验当天，于每只小鼠腹腔内注射 1%鸡红细胞悬液 1mL。轻揉小鼠腹部，使悬液分散。

3. 30 分钟后采用颈椎脱臼法处死小鼠，用无菌注射器抽取小鼠腹腔液（内含巨噬细胞）。

4. 在载玻片上滴 1 滴小鼠腹腔液，制成涂片，待干燥后进行瑞氏染色。将染色后的标本片置于油镜下镜检，观察结果。

5. 计数细胞，计算吞噬百分率与吞噬指数。

【结果观察】

镜下可见巨噬细胞核呈蓝紫色，胞质呈浅红色。被吞噬的鸡红细胞呈椭圆形，核呈蓝色，胞浆呈淡紫红色。镜下随机连续计数 200 个巨噬细胞，同时计数吞噬有鸡红细胞的巨噬细胞数以及被吞噬的鸡红细胞总数，按下列公式计算巨噬细胞的吞噬百分率和吞噬指数。

吞噬百分率（%）= 吞噬有鸡红细胞的巨噬细胞数/巨噬细胞总数（200 个）×100%

吞噬指数（%）= 被吞噬的鸡红细胞数总数/巨噬细胞总数（200 个）×100%

【注意事项】

1. 小鼠腹腔注射时，可回抽注射器看是否有回血，判断是否刺伤内脏。

2. 如小鼠腹腔液过少，可再向腹腔注射 1~2mL 生理盐水，轻揉腹部，再取腹腔液。

3. 涂片的厚薄要适当，否则影响计数。

4. 注意掌握好收集腹腔液的时间，时间过长被吞噬的鸡红细胞可被消化，时间过短则鸡红细胞尚未被吞噬。

5. 镜下计数时应随机连续计数，不得刻意选择吞有或未吞鸡红细胞的巨噬细胞进行计数。

实验六 E-花环形成试验

【实验目的】

1. 掌握 E-花环形成试验的原理和应用意义。

2. 熟悉镜下 E-花环的形态特征和计数方法。

【实验原理】

人成熟 T 淋巴细胞表面具有 CD2 分子，又叫绵羊红细胞（SRBC）受体（E 受体），在一定试验条件下 SRBC 能与 T 细胞表面的 SRBC 受体结合，经染色后，可见红色绵羊红细胞与蓝色淋巴细胞组成玫瑰花瓣状，形成花环样，称为 E-花环。可形成 E-花环是 T 淋巴细胞特有的特点，计数花环形成百分率，既可检测人外周血 T 淋巴细胞的数量和比例，也可反映人细胞免疫的功能状态。

【实验材料】

1. 肝素抗凝静脉血。

2. 无 Ca^{2+}、Mg^{2+} 的 Hanks 液，pH 值为 7.2~7.6。

3. 淋巴细胞分离液。

4. 1%绵羊红细胞悬液。保存于阿氏液中的绵羊外周血，先用 Hanks 溶液洗涤，方法是经离心机 1500r/min 离心 10 分钟，洗涤 3 次。洗涤后将绵羊红细胞配制成 1%绵羊红细胞悬液。

5. 小牛血清。

6. 0.8%戊二醛溶液。

7. 瑞氏染液。

8. 试管、滴管、吸管、橡皮头、盖玻片、载玻片、离心机、显微镜等。

【实验方法】

1. 常规消毒，采静脉血液，放到肝素抗凝管中，充分混匀。

2. 取肝素抗凝血 1mL，加 1mL Hanks 液稀释后，沿试管壁缓缓将血加到盛有 2mL 淋巴细胞分离液的试管中，2000r/min，水平离心 20 分钟，小心取出试管。

3. 用吸管轻轻插至血浆与分离液的界面层，小心吸出界面层灰白色的淋巴细胞层，移入另一试管中。

4. Hanks 液洗涤。加入 5 倍以上 Hanks 液，1500r/min，离心 10 分钟，弃上清液。同法洗涤 2 次。

5. 沉淀的细胞加入含 2%小牛血清的 Hanks 液 1~2mL 重悬，调整细胞浓度至 $2 \times 10^6/mL$。再加入 1%SRBC 悬液 0.1mL，混匀，置于 37℃水浴 10 分钟，500r/min 离心 10 分钟，然后于 4℃冰箱静置 2 小时。

6. 吸去部分上清液，倾斜试管并轻轻旋转，混匀细胞，然后沿管壁加入 1 滴 0.8%戊二醛（固定细胞），混匀后于 4℃冰箱静置 20 分钟。

7. 轻轻吹吸混匀细胞，取细胞悬液 1 滴，于载玻片上制成涂片，自然干燥后，进行瑞氏染色。将染色后的标本片置于高倍镜或油镜下镜检，观察结果。

【结果观察】

显微镜下观察，淋巴细胞呈淡蓝色，周围黏附有 3 个或 3 个以上 SRBC 者即为 E-花环阳性。计数 200 个淋巴细胞，计算 E-花环形成率，借以计算 T 淋巴细胞的百分率。参考值：正常时为 60%~80%，少于 50%提示 T 细胞相关免疫功能降低。

E-花环形成率（%）= 形成花环的淋巴细胞数/（形成花环的淋巴细胞数+未形成花环的淋巴细胞数）×100%

【注意事项】

1. 绵羊红细胞和静脉血尽量采用新鲜的，否则 CD2 分子易自行脱落或淋巴细胞容易死亡，从而影响花环的形成率。

2. 向分离液试管中加入血液时，应沿管壁缓缓加入，使之形成明显的界面，取放试管要轻柔，避免打乱界面，影响分离效果。

3. 操作要轻柔，不能过猛或强力吹打，避免已形成的花环被打散。

4. 温度对实验结果有影响，从 4℃ 冰箱取出后，应立即计数。

实验七　淋巴细胞转化试验

【实验目的】

1. 掌握淋巴细胞转化试验的原理及应用意义。
2. 熟悉淋巴细胞转化试验的操作过程及转化淋巴细胞形态学上的特征。

【实验原理】

正常 T 淋巴细胞受非特异性有丝分裂原［如植物血凝素（PHA）等］激活后，会转化为淋巴母细胞，可产生形态学的改变，如出现细胞体积增大、核染色质疏松、蛋白质和核酸合成增加等。通过染色镜检，可统计淋巴细胞中转化为淋巴母细胞的细胞数量，计算出淋巴细胞的转化率。转化率的高低可反映 T 淋巴细胞的功能状态。

【实验材料】

1. 肝素抗凝静脉血。
2. 细胞培养液：RPMI-1640 培养液，临用前加入 10% 的小牛血清。
3. 植物血凝素（PHA）。
4. 瑞氏染液。
5. 培养瓶、CO_2 培养箱、高压灭菌器、离心机、显微镜、无菌吸管、载玻片等。

【实验方法】

1. 无菌取静脉血 2mL，放入肝素抗凝管中，充分混匀。
2. 取肝素抗凝血 0.2mL，注入加有 1.8mL 细胞培养液的培养瓶中，同时加入 PHA（500μg/mL）0.1mL。混匀后置于 5%CO_2 37℃ 培养箱中培养 48～72 小时。
3. 培养结束后，取出弃去上清液，混匀细胞，加入离心管中，1500r/min，离心 10 分钟。
4. 弃上清液，吸取少许沉淀细胞，涂片，自然干燥。
5. 干燥后进行瑞氏染色，置油镜下镜检，观察淋巴细胞的形态变化。

【结果观察】

淋巴细胞的转化程度根据其细胞大小、细胞核的大小、包浆的比例、细胞质染色性，以及核仁的有无等来判断（表 1-4）。

表 1-4 各种淋巴细胞形态特征

项目	未转化淋巴细胞	过渡型淋巴细胞	转化型淋巴母细胞
细胞大小	6~9μm	12~20μm	20~30μm
核大小	核较小	核增大	核较大
核质	核质致密	核质疏松	核质疏松,可呈网状
核仁	无	有或无	清晰,1~3个
胞浆	极少	增多,嗜碱性	丰富,嗜碱性
浆内空泡	无	有或无	有

从上表可以看出,转化型淋巴母细胞应具有以下几个特征。

1. 细胞体积增大,可达未转化淋巴细胞的3~4倍。

2. 核增大,核质疏松呈网状。

3. 具有明显的核仁变化,核内的核仁少则一个,多则数个,在镜下看到此种变化即可认为是转化的一种显著表现。

4. 胞浆丰富,着色浅,有伪足状突起,呈嗜碱性,可见空泡。

在油镜下观察涂片的头、体、尾三部分,计数200个淋巴细胞,根据上述淋巴细胞转化的形态特征,计算出淋巴细胞转化率。其中转化细胞包括淋巴母细胞和过渡型淋巴细胞。

淋巴细胞转化率(%)= 转化的淋巴细胞数/(转化的淋巴细胞数+未转化的淋巴细胞数)×100%

T淋巴细胞转化率在一定程度上可反映机体细胞免疫功能。正常情况下,PHA诱导的淋巴细胞转化率为60%~80%,50%以下则为降低。

【注意事项】

1. 要注意无菌操作,以防污染。

2. PHA加入的量要适当,过多或过少都会影响转化率。PHA加入的量过多对细胞有毒性,加入的量少则不足以刺激淋巴细胞转化。

3. 细胞培养液中加入小牛血清可提高营养价值,可使转化型淋巴母细胞的形态比较典型。

实验八　Ⅰ型超敏反应试验

【实验目的】

1. 熟悉Ⅰ型超敏反应试验的机理。

2. 了解Ⅰ型超敏反应试验的操作方法。

【实验原理】

在 I 型超敏反应中，变应原首次进入机体，刺激浆细胞产生 IgE，IgE 的 Fc 段与肥大细胞或嗜碱性粒细胞表面的 FcεR 结合，使得 IgE 吸附于这些细胞表面，此为致敏阶段。当相同的变应原再次进入致敏机体时，可与吸附在细胞表面的 IgE 结合，进而促使肥大细胞与嗜碱性粒细胞释放组胺等生物活性介质，引起 I 型过敏反应的发生，此为发敏阶段。组胺等生物活性介质的迅速释放能扩张小血管，增加毛细血管通透性，刺激平滑肌收缩，促进黏膜腺体分泌增加，导致血压下降、呼吸困难、腹痛等，甚至引起过敏性休克。家兔的异种血清过敏反应与临床上常见的青霉素过敏性休克很相似，通过本试验可进一步加深对 I 型超敏反应发生机理的理解，提高对防治青霉素过敏的重要性的认识。

【实验材料】

家兔、鸡蛋清、鸭蛋清、无菌盐水、碘酒、酒精、一次性注射器等。

【实验方法】

1. 取健康家兔两只，分别皮下注射 1/10 的鸡蛋清 0.5mL。
2. 两周后，分别给两只家兔耳缘静脉注射 1/10 鸡蛋清和 1/10 鸭蛋清各 1~2mL。

【结果观察】

注意观察家兔的症状和体征是否有以下表现：兴奋不安、抓鼻、抽搐、瞳孔散大、死亡等。

【注意事项】

家兔致敏后，应保证营养供给，预防病原体感染。

第二章　医学微生物学实验 ▷▷▷▷

实验一　细菌的形态观察

【实验目的】

1. 掌握油镜的使用方法。
2. 掌握革兰染色法的原理、方法和意义。
3. 熟悉细菌的常见形态和结构。

【实验内容】

（一）油镜的使用

1. 原理　微生物学实验中最常使用的是普通光学显微镜的油镜。油镜镜头透镜很小，进入镜筒的光线很少，使用时为了增加亮度，必须在标本玻片与油镜头之间滴加香柏油。因为香柏油的折光率与载玻片相似，这样就可使通过聚光器进入载玻片的光线不会因折射而散失，几乎全部进入镜筒内，从而使视野明亮，物像清晰。

2. 材料　生物显微镜、标本片、香柏油、二甲苯、擦镜纸等。

3. 方法

（1）坐姿　使用显微镜油镜时，必须端坐，镜体保持垂直位，不要使载物台倾斜，以免香柏油或悬液标本流出。

（2）识别油镜头　油镜头上通常有"×100""×90""Oil"等标记。

（3）对光　用低倍镜对光，检查染色标本时光线宜强，将聚光器抬到最高，光圈放到最大，以取得最大亮度。

（4）滴加香柏油　将标本片放在载物台上固定后，于标本处滴加香柏油1滴，换油镜检查。

（5）找焦点　将油镜移至中央对准标本，从侧面注视镜头并缓慢转动粗螺旋，使物镜筒下降，直至镜头浸于香柏油中并几乎接触到标本为止。然后将视线移至目镜，一面观察一面慢慢转动粗螺旋，使镜筒缓缓升起，待看到模糊的物像时，即改用细螺旋，调节焦点至物像清晰为止。

（6）清洁保养　镜检完毕，将镜筒升起，卸下标本片，用擦镜纸将镜头上的香柏油擦净。若香柏油已干，可用擦镜纸蘸少许二甲苯擦去油迹，再用干净擦镜纸揩去二甲苯。然后，将聚光镜降下，物镜呈"八"字形摆放，套好保护套，放入存放箱。

（二） 细菌的革兰染色

1. 实验原理 G$^+$菌细胞壁结构致密，肽聚糖层厚，且脂质含量少，乙醇不易渗入脱色。G$^-$菌细胞壁结构疏松，肽聚糖层薄，且脂质含量多，乙醇溶解脂质后易渗入细胞而脱色。G$^+$菌菌体含有大量核糖核酸镁盐，可与碘、结晶紫牢固结合，使已着色的细菌不易被乙醇脱色；G$^-$菌菌体内核糖核酸镁盐含量小，易被乙醇脱色。G$^+$菌等电点比G$^-$菌低，在相同pH值条件下，G$^+$菌比G$^-$菌所带负电荷要多，故与带正电荷的碱性染料（结晶紫）结合牢固，不易被乙醇脱色。

2. 实验材料 金黄色葡萄球菌和大肠埃希菌培养液、接种环、酒精灯、玻璃铅笔、革兰染色液（结晶紫、卢戈碘液、95%乙醇、稀释复红染液）、显微镜、香柏油、擦镜纸、二甲苯。

3. 实验方法

（1）涂片制备

①取干净载玻片1块，用玻璃铅笔划分加样区域，并在背面或同侧斜上角做好标记。

②用接种环按无菌操作法挑取少许菌液于对应加样区域内摊开并涂成一薄层菌膜，然后将接种环在火焰上烧灼灭菌。

③在室温下自然干燥。

④将玻片用玻片夹夹住，将涂有菌液的一面向上，来回通过火焰3次，固定标本。固定的目的是高温杀死细菌，并使细菌固着在载玻片上，以免染色冲洗时脱落，而且固定后细菌蛋白凝固，易于着色。

（2）染色步骤

①初染：在固定好并已冷却的涂片标本上滴加结晶紫染液1~2滴，要求盖满菌膜。静置染色1分钟后用细水流从玻片的一端把游离的染液洗去，轻轻抖动甩干。

②媒染：滴加卢戈碘液数滴，作用1分钟后，如上法轻轻水洗。碘液是媒染剂，能使染料和革兰阳性菌结合得更牢固，对革兰阴性菌则无此作用。

③脱色：在玻片上加95%乙醇2~3滴，并轻轻转动玻片数秒钟，使玻片倾斜，让乙醇流去，如此重复数次（累计15~30秒），直至流下的乙醇几乎无色或稍呈淡紫色，然后用流水冲洗。

④复染：滴加稀释复红染液数滴，作用1分钟后用流水冲洗。

染色完毕，用吸水纸轻轻将标本片吸干，然后滴加香柏油，用油镜观察。

4. 结果观察 金黄色葡萄球菌被染成紫色，为G$^+$菌，单个细菌呈球形，葡萄串状排列；大肠杆菌被染成红色，为G$^-$菌，单个细菌呈杆状，散在排列。

5. 注意事项

（1）脱色是革兰染色是否成功的关键，脱色不够易造成假阳性，脱色过度易造成假阴性。

（2）涂片不宜过厚，以免脱色不完全造成假阳性。

（3）宜选用对数生长期细菌染色，老龄的革兰阳性细菌会被染成红色而造成假阴性，且其形态也会发生改变，影响结果判断。

（三） 细菌常见形态和结构的观察 （示教）

1. 油镜下观察细菌形态 球菌（葡萄球菌）革兰染色片、杆菌（大肠杆菌）革兰染色片、弧菌（霍乱弧菌）革兰染色片。注意细菌的形态、大小、排列和染色性等特征。

2. 油镜下观察细菌构造 荚膜（产气荚膜梭菌或肺炎链球菌）示教片、鞭毛（变形杆菌）示教片、芽胞（破伤风梭菌）示教片。注意荚膜、鞭毛、芽胞等构造的形态特征。

附：结核分枝杆菌抗酸染色法

【实验目的】

1. 熟悉结核分枝杆菌抗酸染色方法。
2. 了解抗酸染色的原理和结核分枝杆菌的形态特征。

【实验原理】

由于结核分枝杆菌细胞壁脂质含量较高，且有大量分枝菌酸包裹于肽聚糖层外，影响染料渗入，所以该菌对苯胺类染料不易着色。经丙酮脱脂、加温或延长染色时间，可使结核分枝杆菌着色，且不易被3%的盐酸酒精脱色。经此法染色后的结核分枝杆菌呈红色，其他非抗酸菌和细胞杂质被染成蓝色。

【实验材料】

卡介苗生理盐水溶解液、金黄色葡萄球菌、20%丙酮溶液、石炭酸复红染液、3%盐酸酒精、碱性美蓝染液、载玻片、镊子、接种环、滤纸片和酒精灯等。

【实验方法】

（一） 热染法

1. 在载玻片中央滴1滴生理盐水，用接种环分别蘸取卡介苗溶解液和金黄色葡萄球菌，在生理盐水处均匀涂片，加热干燥固定。

2. 将滤纸片覆盖在涂膜上，在上滴加石炭酸复红染液，使染液完全浸没滤纸片。用镊子夹住玻片，置于酒精灯外焰上缓缓加热，至有蒸汽冒出时，离开火焰（不可使其沸腾，也不可使染液干涸）。待蒸汽消失后再次加温，加温过程中注意及时补加染液，染色持续约 5 分钟。然后室温下自然冷却，用镊子挑去滤纸片，流水冲洗玻片上的多余染液。

3. 滴加 3% 的盐酸酒精脱色约 30 秒，至涂膜面无红色染液流下为止，流水冲洗。

4. 滴加碱性美蓝染液复染 1 分钟，流水冲洗。

5. 用滤纸吸干水分后镜检。

（二） 冷染法

1. 在载玻片中央滴 1 滴生理盐水，用接种环分别蘸取卡介苗溶解液和金黄色葡萄球菌，在生理盐水处均匀涂片，加热干燥固定。

2. 滴加丙酮溶液于涂膜上脱脂 3~5 分钟，流水冲洗。

3. 在涂膜上滴加石炭酸复红染液，染色 3~5 分钟，流水冲洗玻片上的多余染液。

4. 滴加 3% 的盐酸酒精脱色约 30 秒，至涂膜面无红色染液流下为止，流水冲洗。

5. 滴加碱性美蓝染液复染 1 分钟，流水冲洗。

6. 用滤纸吸干水分后镜检。

【结果观察】

在油镜下观察染色后标本片，卡介苗中的牛结核分枝杆菌被染成红色，菌体细长弯曲，有分枝，散在或成团排列。金黄色葡萄球菌被染成蓝色。

【注意事项】

1. 涂膜时间要适当延长，尽量使卡介苗溶解液中的牛结核分枝杆菌分散开。

2. 用卡介苗生理盐水溶解液代替肺结核患者痰液，其目的是避免感染，且容易获得。

实验二　细菌的人工培养

【实验目的】

1. 掌握细菌常用的接种方法和在不同培养基中的生长现象。
2. 熟悉常用人工培养基的种类及用途。
3. 了解常用人工培养基的制备方法。

【实验内容】

（一） 常用细菌培养基的制备

1. 实验原理 培养基是根据细菌生长繁殖所需的各种营养物质经人工配制而成的营养混合物。培养基的原材料可分为碳源、氮源、无机盐、生长因素和水等。根据微生物的种类和实验目的不同，培养基也有不同的种类和配制方法。

2. 配制方法

（1）肉汤培养基

①称取 30g 营养肉汤粉，放入盛有 1000mL 蒸馏水的三角烧瓶中。

②水浴锅中加热溶解。

③冷却后，用 1mol/L 的 NaOH 校正 pH 为 7.4。

④滤纸过滤后分装于试管中或三角烧瓶中，15 磅（121.3℃）高压蒸汽灭菌20~30分钟，备用。

（2）琼脂培养基

1）固体培养基

①称取营养琼脂粉 45g，放入盛有 1000mL 蒸馏水的三角烧瓶中，放入沸水浴中加热熔化。

②用 1mol/LNaOH 校正 pH 为 7.6。

③趁热分装于试管中或三角烧瓶中，15 磅（121.3℃）高压蒸汽灭菌 20~30 分钟，备用。

④如趁热将试管斜放于试验台上，冷却凝固后即称为琼脂斜面培养基；如将三角烧瓶内培养基冷却至 50~60℃，在无菌间经无菌操作倾注于灭菌平皿内，凝固后即成为普通琼脂平板培养基。

2）半固体培养基

①称取半固体琼脂粉 45g，放入盛有 1000mL 蒸馏水的三角烧瓶中，放入沸水浴中加热熔化。

②用 1mol/L 的 NaOH 校正 pH 为 7.6。

③趁热分装于试管中，每管约 2mL，盖上硅胶塞，15 磅（121.3℃）高压蒸汽灭菌 20~30 分钟，将试管直立于台面上，凝固后即成半固体培养基。

（3）血液琼脂培养基

①将预先制备好的琼脂平板培养基 100mL 加热熔化。

②冷却到 50℃ 左右时，用无菌操作法加入 8~10mL 的脱纤维兔血或羊血，混匀后倒入无菌平皿或试管中。

③冷却后即为血液琼脂培养基或血液琼脂斜面培养基。

（二）细菌的培养技术

1. 实验原理 制备营养充足的培养基并提供适宜的温度、气体、pH 等培养条件，能使细菌在体外环境迅速生长繁殖。细菌培养在分离鉴定病原菌、制备抗生素、制备疫苗等实践中都是必不可少的。

2. 实验材料

（1）普通液体培养基、琼脂平板培养基、半固体培养基、琼脂斜面培养基。

（2）大肠埃希菌与葡萄球菌混合菌液、大肠埃希菌斜面培养物、痢疾志贺菌斜面培养物。

（3）酒精灯、接种环、接种针、恒温培养箱、记号笔等。

3. 实验方法

（1）液体培养基的接种方法

①用灭菌接种环取大肠埃希菌培养物少许。

②左手握住液体培养管下端，使管口倾斜朝上，右手小指与无名指拔出斜面培养管的硅胶塞，管口经火焰灭菌，将沾有细菌的接种环在倾斜的接近液面的管壁上轻轻研磨，然后将试管直立并轻轻晃动，使附在管壁上的细菌混入液体即可。

③接种完毕将管口在火焰上灭菌，塞好硅胶塞，做好标记，置37℃恒温箱培养18~24小时，观察上述细菌在液体培养基中的生长状况。

（2）琼脂斜面培养基的接种方法

①接种环灭菌后取少量大肠埃希菌培养物。

②左手握住斜面培养管下端，使斜面倾斜朝上，右手小指与无名指拔出斜面培养管的硅胶塞，管口经火焰灭菌，将沾有细菌的接种环伸入管内，自下而上在琼脂面上蛇形划线，注意不要划破培养基。

③接种完毕将管口在火焰上灭菌，塞好硅胶塞，做好标记，置37℃恒温箱培养18~24小时，观察上述细菌在斜面上的生长情况。

（3）琼脂平板的接种方法　本法要求通过划线将混杂的细菌在平板上分散开来，并在平板上长成菌落，以达到分离培养获得纯种细菌的目的。具体方法有两种：

1）平行划线法：常用于含菌量较少的标本。

①烧灼接种环，待冷，取一接种环菌液。

②左手斜持平皿（45°角）并使平皿盖位于上方，用拇指与中指对拿平皿盖，同时用食指轻压平皿盖，使平皿盖与底间分开成2~3cm宽的缝隙。

③在火焰周围，右手握持挑有细菌的接种环伸入平皿内，从平板的一端开始向对侧平行密布划线（要密集但不要重叠，不要划破培养基），约占平板的一半。

④将平板转动180°，同法从平板的另一端开始平行密布划线，直至划满平板的剩余部分。

⑤接种完毕后，盖住平皿，将接种环火焰灭菌后放回，做好标记，将培养皿倒置（平皿底面朝上，以避免培养过程中凝结水珠自皿盖滴下），置恒温箱培养。

⑥经37℃18~24小时培养后取出，观察琼脂平板表面细菌生长情况，注意菌落的特征。

2）分区划线法：常用于含菌量较多的标本。

①右手用灭菌接种环挑取细菌少许。左手握持平皿的方法同平行划线法。

②用接种环在平板上涂抹一小区域，将细菌转移到平板上后，接种环烧灼灭菌。

③稍微转动平板，将接种环在上一划线区域中划线两三次后，沿平板一侧继续划第2区域，第2区域约占平板1/5面积，划线不得重叠。以此类推，一般按5个区域将平板划满。划线完毕后将接种环灭菌，盖好平板盖，做好标记。

④置 37℃ 恒温箱经 18～24 小时培养后，观察各区细菌生长情况，有无单个菌落，以及菌落的颜色、形态等（图 2-1、图 2-2）。

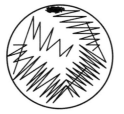

图 2-1　分区划线法

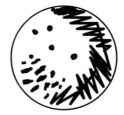

图 2-2　培养后菌落的分布情况

（4）半固体培养基的接种方法　左手持半固体培养管，右手持接种针，火焰灭菌冷却后，取细菌垂直刺入半固体培养基中心，至接近管底处，然后循原路退出。塞上硅胶塞，接种针灭菌。接种完毕，做好标记，于 37℃ 恒温箱培养 18～24 小时后，观察细菌生长情况。比较大肠埃希菌和痢疾杆菌在半固体培养基中的生长情况。

4. 注意事项

（1）在接种时要注意无菌操作。

（2）使用接种环时用力适度，要避免将培养基划破。

（三）　细菌生长表现的观察　（示教）

1. 观察大肠埃希菌在液体培养基上的生长现象。

2. 观察金黄色葡萄球菌、大肠埃希菌、痢疾志贺菌在固体培养基上的生长现象，注意菌落的大小、颜色、表面光泽、边缘是否整齐等性状。

3. 观察大肠埃希菌、痢疾志贺菌在半固体培养基上的生长现象。

实验三　细菌代谢产物的观察

【实验目的】

1. 掌握细菌生化反应的应用意义。

2. 熟悉鉴别细菌常用的生化反应实验原理、实验方法和结果判定。

【实验内容】

（一）　糖发酵试验

1. 实验原理　不同的细菌对各种糖的分解能力及代谢产物不同，可借此鉴别细菌。一般非致病菌能发酵多种单糖，如大肠埃希菌能分解葡萄糖和乳糖，产生甲酸等产物，并有甲酸解氢酶，可将其分解为 CO_2 和 H_2，故生化反应结果为产酸产气，以"⊕"表示。伤寒沙门菌分解葡萄糖产酸，但无解氢酶，故生化结果为产酸不产气，以"+"表示。伤寒沙门菌及一般致病菌大都不能分解乳糖，以"-"表示。

2. 实验材料

（1）大肠埃希菌、伤寒沙门菌的斜面培养物。

（2）葡萄糖发酵管、乳糖发酵管。

（3）接种环、酒精灯、恒温培养箱、记号笔等。

3. 实验方法　将大肠埃希菌、伤寒沙门菌分别接种于葡萄糖发酵管、乳糖发酵管中，做好标记，置 37℃ 培养箱培养 18~24 小时后观察。

4. 结果观察　在未接种细菌前，培养管应澄清、紫色，倒立小管内无气泡。接种细菌后观察结果时，首先根据培养基是否混浊判断有无细菌生长。若接种的细菌能发酵培养基中的糖而产酸，培养基变黄色，记录结果时以"+"表示，如发酵糖时产酸又产气，培养基变黄色，倒立小管内有气泡则以"⊕"表示。如不发酵，培养基不变色，以"-"表示。

（二）吲哚试验

1. 实验原理　含有色氨酸酶的细菌（如大肠杆菌、变形杆菌等）可分解蛋白胨中的色氨酸生成吲哚，若加入对二甲基氨基苯甲醛，与吲哚结合，形成玫瑰吲哚，呈红色，称吲哚试验阳性。

2. 实验材料

（1）大肠埃希菌、伤寒沙门菌的斜面培养物。

（2）蛋白胨水培养基、对二甲基氨基苯甲醛。

（3）接种环、酒精灯、恒温培养箱、记号笔等。

3. 实验方法　将大肠埃希菌、伤寒沙门菌分别接种于蛋白胨水培养基中，37℃ 培养 48 小时后取出，每管分别沿管壁缓缓加入 2~3 滴对二甲基氨基苯甲醛于液面上，3~5 分钟后观察结果。

4. 结果观察　在培养基表面出现玫瑰红色为阳性，仍呈黄色者为阴性。

（三）枸橼酸盐利用试验

1. 实验原理　枸橼酸盐培养基中枸橼酸钠为唯一碳源，磷酸二氢铵为唯一氮源。有的细菌如产气杆菌能利用枸橼酸盐作为唯一碳源，分解枸橼酸盐生成碳酸盐，同时分解培养基的铵盐生成氨，使培养基变为碱性，使指示剂溴麝香草酚蓝（BTB）由淡绿转为深蓝，此为枸橼酸盐利用试验阳性。大肠杆菌不能用枸橼酸盐，在此培养基上不能生长，培养基不变色，为枸橼酸盐利用试验阴性。

2. 实验材料

（1）大肠埃希菌、产气杆菌琼脂斜面培养物。

（2）枸橼酸盐斜面培养基。

（3）接种环、酒精灯、恒温培养箱等。

3. 实验方法　将大肠埃希菌、产气杆菌分别接种于枸橼酸盐斜面培养基中，37℃

培养 18~24 小时后取出观察结果。

4. 结果观察 有菌苔出现，培养基颜色变为深蓝色者，为枸橼酸盐利用试验阳性。细菌未生长、培养基颜色不变者，为枸橼酸盐利用试验阴性。

（四） 硫化氢试验

1. 实验原理 某些细菌等能分解培养基中的含硫氨基酸生成硫化氢，在有铅盐或铁盐（硫酸亚铁）存在时，则生成黑色硫化铅或硫化亚铁沉淀，可借以鉴别细菌。

2. 实验材料

（1）大肠埃希菌、变形杆菌琼脂斜面培养物。

（2）醋酸铅培养基。

（3）接种环、酒精灯、恒温培养箱等。

3. 实验方法 将大肠埃希菌、变形杆菌分别用穿刺接种法接种于醋酸铅培养基中，37℃孵育 24 小时后取出观察结果。

4. 结果观察 培养基内穿刺线周围呈黑褐色者为阳性，不变颜色者为阴性。

实验四　细菌的分布

【实验目的】

1. 熟悉细菌分布的常用检查方法。

2. 了解细菌分布的广泛性，树立"有菌观念"，认识"无菌操作"对于微生物学及医学实践的重要性。

【实验原理】

自然界中广泛存在着多种多样的微生物。人类与自然环境接触密切，因而正常人的体表和同外界相通的口腔、鼻咽腔等腔道黏膜都寄居着不同种类和数量的微生物。当人体免疫功能正常时，这些微生物对宿主无害，甚至有利，称为正常微生物群。

【实验材料】

1. 普通琼脂平板培养基、高层琼脂培养基、血平板。

2. 自来水标本、污水标本。

3. 镊子、无菌棉拭子、1mL 无菌吸管、灭菌空培养皿、接种环、酒精灯、革兰染液等。

【实验方法】

1. 空气中细菌分布的检查 采用暴皿沉降法。取普通琼脂平板培养基 1 只，任意置一处，打开盖子，培养基面向上，暴露 15~30 分钟后盖好，置 37℃ 恒温箱培养 18~24 小时后观察结果。

2. 皮肤表面细菌分布的检查 采用涂抹法。先在平板底面用记号笔分成两区，做好标记。将未消毒的手指在平板的 1/2 处表面轻轻涂抹划线，然后用碘酒、乙醇擦拭同部位手指皮肤，用消毒后的手指在平板另外 1/2 处进行涂抹，置 37℃ 恒温箱培养 18~24 小时后观察结果。

3. 水中细菌分布的检查 采用倾注法。以无菌吸管分别吸取 1mL 自来水标本和污水标本，加入标记好的灭菌空平皿中。将已熔化且冷却至 50℃ 左右的营养琼脂分别倾注入上述平皿中，加盖后轻轻摇动，使水样和琼脂充分混匀，静止待凝。置 37℃ 恒温箱培养 18~24 小时后观察结果。

4. 咽喉部细菌分布的检查 采用拭子法。用无菌棉拭子在咽喉部擦拭后，涂抹在血平板一侧，然后改用灭菌接种环做分离划线接种。置 37℃ 恒温箱培养 18~24 小时后观察结果。

【结果观察】

培养结束后，取出培养物，观察以下要素。
1. 培养基中有无细菌生长。
2. 菌落特征，是否有溶血等现象。
3. 大致比较细菌在不同样本中分布情况的差异。

【注意事项】

严格遵守无菌操作原则，以免其他杂菌干扰试验结果。

实验五 消毒与灭菌

【实验目的】

1. 掌握实验室常用消毒和灭菌设备的原理及使用方法。
2. 熟悉细菌对抗生素和中草药的敏感性实验。

【实验内容】

（一） 药物及化学消毒剂体外抗菌试验

1. 琼脂扩散法
（1） 实验原理 药物或化学消毒剂可以在琼脂培养基中扩散，在其有效浓度的范围内可形成抑菌圈或抑菌距离，通过测量抑菌圈直径或抑菌距离的大小可以初步评价药物抗菌作用的强弱。
（2） 实验材料
①金黄色葡萄球菌、大肠埃希菌培养物。

②普通琼脂平板培养基。

③抗生素纸片、中药水提液及其含药纸片。

④灭菌玻璃试管、无菌镊子、玻璃吸管、打孔器、刀片、直尺、圆规、注射针头等。

（3）实验方法

①纸片法：用无菌吸管吸取金黄色葡萄球菌 6~8 小时肉汤培养液的 1∶1000 稀释液 0.1mL，用无菌棉签均匀涂布于普通平板表面；稍干，以无菌镊子夹取抗生素、中药的含药纸片 3~5 片均匀平铺于已涂布细菌的平板表面，置 37℃ 恒温箱培养 18~24 小时后观察结果。

②打孔法：用无菌吸管吸取金黄色葡萄球菌 6~8 小时肉汤培养液的 1∶1000 稀释液 0.1mL 于普通琼脂平板培养基表面，用无菌的 L 形玻璃棒涂抹均匀；稍干，用无菌打孔器在平板上打孔，每孔相隔适当距离，并用针头挑出孔内琼脂；于每孔内加满待测药液（如 100% 黄连水提液、100% 大蒜汁、100% 板蓝根水提液等），以不溢出为度，置 37℃ 恒温箱培养 18~24 小时后观察结果。

③挖沟法：用无菌刀片在普通琼脂平板培养基的中央挖一条约 5mm 宽的长方形沟槽，长度根据平皿直径而定，要求略短于平皿直径，以不挖断平皿内固体培养基为度（挖断会导致两侧培养基滑动），用无菌注射针头挑出沟内琼脂。用接种环在制作好的平板沟槽两侧垂直于沟槽接种细菌，每块板可接种 2~4 种细菌。用无菌玻璃吸管吸取适量药液注入沟槽中，置 37℃ 恒温箱培养 18~24 小时后观察结果。

（4）结果观察　若药物具有抑菌作用，则在含药纸片、加满药液的孔或沟周围出现一定大小的抑菌圈或抑菌距离。通过测量，可初步判定各种药物对试验菌的抑菌作用或菌株对药物的敏感性。判定标准：抑菌圈直径 20mm 以上为极敏；15~20mm 为高敏；10~14mm 为中敏；10mm 以下为低敏；0 为不敏感。

（5）注意事项

①注意无菌操作。

②要求细菌接种量相对恒定。

③平板内倾注固体培养基的量要求恒定，否则会导致琼脂的厚度不均而影响孔或沟内的药物容量。

④上述方法仅能定性。

2. 试管稀释法

（1）实验原理　将待测药物在若干试管中递进稀释，形成一系列含有不同浓度药物的药液。若药物能够抑制或杀死相应细菌，则出现一定浓度试管中的细菌被抑制或杀死。细菌生长被抑制的试管内呈现澄清透明的现象；细菌被杀死的试管内也出现澄清透明，且其药液接种平板后没有细菌生长。以出现细菌生长被抑制的最低浓度为该药物的最低抑菌浓度（MIC），以能够杀灭细菌的最低浓度为该药物的最低杀菌浓度（MBC）。MIC 和 MBC 的值越低，表示细菌对该药越敏感。

（2）实验材料

①大肠埃希菌培养物。

②肉汤培养基、普通琼脂培养基、黄连素溶液。

③无菌试管、无菌玻璃吸管、试管架等。

（3）实验方法 取带试管塞的无菌小试管 10 支，按无菌操作每管加入肉汤培养基 1mL。在第 1 管中加入黄连素溶液（或其他药物）1mL，混匀后取出 1mL 移到第 2 管，同样混匀后，再取出 1mL 移入第 3 管。以此类推，将黄连素对倍稀释至第 9 管取出 1mL，弃去。第 10 管不加药物，作为对照。从第 1 管至第 10 管，每管加入大肠埃希菌（或其他细菌）的稀释菌液 0.1mL，混匀，置 37℃恒温箱培养 18~24 小时后观察各管细菌生长情况。

（4）结果观察 以完全抑制细菌生长的药物最高稀释倍数为该药物对该细菌的最低抑菌浓度（MIC）。取细菌生长被抑制的试管中的培养物 10μL 接种于普通琼脂平板培养基，置 37℃恒温箱培养 18~24 小时后观察结果，可得到该药物对该细菌的最低杀菌浓度（MBC）。

（5）注意事项

①在进行递进稀释时必须将每一试管内的药液混匀。

②当药物（尤其是中药）混浊影响观察清澈度时，可直接定量接种琼脂平板观察 MIC 和 MBC。

（二）常用物理消毒灭菌方法

1. 热力灭菌法

（1）高压蒸汽灭菌法

1）实验原理：高压蒸汽灭菌器是一种坚固密闭的蒸锅，锅盖上装有压力计、安全阀及排气孔等。锅盖密闭旋紧后由锅底加热，因蒸汽不能外溢，可使锅内压力逐渐增高，从而提高了锅内水的沸点和蒸汽的温度。由于高压蒸汽的温度较高，释放潜热多，热力穿透能力较强，故其灭菌效能好。凡能耐高温和耐潮湿的物品如培养基、生理盐水、纱布、玻璃器材等都可以应用此法消毒灭菌。

2）实验方法：使用时应在加热后先打开排气阀，使灭菌器内冷空气完全排出，再关闭排气阀，待压力表显示升至所需压强（一般是 102.97kPa 或 1.05kg/cm^2），此时温度可达 121.3℃，维持 15~20 分钟。停止加热后，待压力逐渐自行下降到零时，慢慢开放排气阀，排出余气，开盖取物。

3）注意事项

①若灭菌物品需要包裹时，其包裹不宜捆扎太紧太厚，以免影响灭菌效果。

②在关闭放气阀之前，务必将锅内冷空气排尽。

③打开锅盖前，务必确认压力指针已经回复到零。

④锅内物品不宜放置过于拥挤。

（2）干烤灭菌法

1）实验原理：干热灭菌工具通常使用干烤箱，是由双层铁板制成的长方体或正方体金属箱。外壁内层装有隔热石棉板；箱底或箱壁装有电热器；内壁上有小孔，供空气流通；箱前有铁门及玻璃门；箱内有金属板架数层；箱顶有温度计及空气流通孔；箱侧装有温度调节器，可以保持所需的温度。干烤箱由电热器加热，并通过鼓风装置使箱内热力均匀，从而发挥较好的加热效果。一般吸管、试管、培养皿、凡士林、液体石蜡等用本法灭菌。

2）实验方法：将要灭菌的平皿、试管、吸管等清洗干净并干燥，然后将烧瓶和试管用试管塞塞好，平皿、试管用特制金属筒装好放入烤箱。接通电源后，调节温度在160~170℃，保持2小时，停止加热，待温度自然下降至40℃以下时，开门取物。

3）注意事项

①灭菌物品不得用纸或塑料等不耐干热的材料包装。

②箱内温度不能超过180℃，否则试管塞会被烧焦甚至燃烧。

③灭菌完毕不得立即开门取物，否则冷空气突然进入，易引起玻璃炸裂；且热空气外溢，往往会灼伤取物者的皮肤。

④箱内物品不宜放得过挤，而且不得使器皿与内层底板直接接触。

2. 紫外线杀菌试验

（1）实验原理　细菌吸收紫外线能量，在DNA中形成胸腺嘧啶双聚体，干扰DNA复制，影响细菌酶的活性，导致细菌的死亡。紫外线杀菌有效波长为200~300nm，以265~266nm作用最强，但穿透力极弱。

（2）实验方法　用接种环蘸取大肠埃希菌培养物，均匀涂布于整个琼脂平板表面。然后打开平皿盖，无菌操作取灭菌黑纸片置于平板中央，放在紫外灯下30分钟（距离为60~80cm）照射灭菌。然后盖上平皿盖，置37℃恒温箱培养18~24小时观察结果，注意纸片覆盖处和其余部分培养基表面细菌的生长情况差异。

（3）注意事项

①操作人员不宜直接暴露在紫外灯下。

②待灭菌物品与紫外灯的距离不宜太远。

③用紫外线灭菌的物品不得包裹。

3. 滤过除菌试验

（1）实验原理　滤菌除菌系利用滤菌器或净化装置机械除去液体或空气中的细菌。滤菌器含有微细小孔，小于细菌直径，借此可将细菌阻留除去。滤菌器的种类很多，常用的滤菌器有蔡氏滤菌器、贝克菲尔滤菌器、玻璃滤菌器和薄膜滤菌器等。它们的孔径非常小，能阻挡细菌通过。滤过除菌用于去除血清、腹水、糖溶液、某些不耐热药物等液体中的细菌。净化工作台或房间内的抽滤装置用于空气除菌。

（2）实验方法　使用时，将清洁的滤菌器、滤瓶分别用纸或布包好，采用高压蒸汽灭菌。取出后以无菌操作把滤菌器与滤瓶装好，并使滤瓶的侧管与缓冲瓶相连，再使缓冲瓶与真空泵相连。将待滤液体倒入滤菌器内，开动真空泵使滤瓶中压力降低，滤液则迅速流入滤瓶中（量少时可事先在滤瓶中放试管接收滤液）。滤毕，迅速按无菌操作将滤液分装到无菌容器内保存。

（3）注意事项

①滤过除菌法没有将细菌杀死，使用后的滤器和滤膜需经高压灭菌处理。

②滤过除菌法是利用微孔机械阻留细菌，若微生物体积小于微孔直径则不能被除去，如病毒、L型细菌、支原体等。

实验六　革兰阳性致病菌

【实验目的】

1. 熟悉血浆凝固酶试验和抗 "O" 试验的原理、方法及临床意义。
2. 了解常见革兰阳性致病菌的形态及培养物观察方法。

【实验内容】

（一）血浆凝固酶试验

1. 实验原理　多数致病性葡萄球菌可产生两种血浆凝固酶：一种是与细胞壁结合的凝固因子，即结合型血浆凝固酶；另一种可分泌至菌体外，称为游离型血浆凝固酶。两种血浆凝固酶均可使血浆中可溶性的纤维蛋白原转变成固态的纤维蛋白，从而使血浆凝固。

2. 实验材料

（1）金黄色葡萄球菌、表皮葡萄球菌在普通琼脂培养基上的培养物。

（2）肝素抗凝的兔血浆（或正常人血浆）、生理盐水、试管、载玻片等。

3. 实验方法

（1）玻片法　用于测定结合凝固酶。在一张洁净玻片左右两端各加1滴生理盐水，用接种环挑取金黄色葡萄球菌菌落分别与其混合制成菌悬液，若经10~20秒后无自凝现象发生，则在一侧菌液中加兔血浆1滴，在另一侧菌液中加盐水1滴作为对照，立即摇动玻片1~2分钟并观察两侧菌液的变化。

（2）试管法　可同时测定结合型和游离型凝固酶。在两支无菌试管内分别加入经生理盐水4倍稀释过的0.5mL兔血浆，之后分别挑取金黄色葡萄球菌和表皮葡萄球菌2~3菌环，置于稀释血浆中，制成均匀的浓菌悬液。将接种后的试管置37℃水浴箱内1~4小时，每30分钟观察1次结果。

4. 结果判定

（1）玻片法　肉眼见白色凝块沉淀出现为阳性，无变化为阴性。在报告结果之前需进行试管法确认。

（2）试管法　如有凝块或明显的纤维蛋白丝状物为阳性。2小时后无上述现象，则放置过夜后再观察，如仍不凝集为阴性。

5. 注意事项

（1）玻片法为筛选试验，阳性、阴性均需试管法测定。

（2）血浆必须新鲜。

（3）应使用肝素而非枸橼酸盐作为抗凝剂。

（二）抗"O"试验

1. 实验原理　A族链球菌产生的链球菌溶血素"O"（SLO）有溶血作用和强抗原性，可刺激机体产生较高水平的抗"O"抗体（ASO）。本实验基于抗原抗体中和试验的原理，用具有溶血能力的还原型溶血素"O"检测血清中所含中和抗体的量（效价）。若血清中抗体效价显著增高，常提示机体近期受过或反复受过溶血性链球菌感染，故抗"O"试验可用作溶血性链球菌感染的辅助诊断。常用方法为溶血法和胶乳凝集法，两法的实验设计不同，后者更简便、快捷。

2. 实验材料

（1）待检血清。

（2）链球菌溶血素"O"及还原剂（亚硫酸钠）片剂，ASO胶乳凝集法检测试剂一套。

（3）阳性控制血清和阴性控制血清。

（4）试管、吸管、反应板、水浴箱等。

3. 操作方法

（1）溶血法测定 ASO

①溶血素"O"的配制：取溶血素"O"0.2mL及还原剂（亚硝酸钠）一片置于小试管内，加生理盐水1mL，搅拌混匀后，置于37℃水浴10分钟使其还原。然后按说明书中要求的溶血素"O"效价，补足PBS后即可应用。还原溶血素"O"应在30分钟内使用，过时失效。

②待测血清置56℃水浴中加热30分钟灭活，用pH6.5缓冲液配成1∶500的稀释血清备用。

③吸取该稀释后的患者血清，放入第1管0.4mL、第2管0.3mL、第3管0.2mL；再分别加入PBS液，第1管0.1mL、第2管0.2mL、第3管0.3mL；3支试管分别加入0.25mL激活溶血素"O"，混匀后37℃水浴15分钟；3支试管分别加入0.25mL待测血清，再放入37℃水浴45分钟，取出观察结果。按表2-1操作。

表2-1　溶血法测定ASO操作程序

试管号	1	2	3
1∶500稀释患者血清（mL）	0.4	0.3	0.2
pH6.5 PBS（mL）	0.1	0.2	0.3
稀释倍数	1∶625	1∶833	1∶1250
激活溶血素"O"（mL）	0.25	0.25	0.25
混匀放37℃水浴15分钟			
待测血清（mL）	0.25	0.25	0.25
混匀放37℃水浴45分钟			

（2）胶乳凝集试验测定 ASO

①血清标本用生理盐水做1∶50、1∶80、1∶100稀释，56℃灭活30分钟（或60℃

灭活 3 分钟）。

②于反应板上分别滴加稀释灭活血清和阳性、阴性控制血清各 1 滴，然后再各滴加溶血素"O"溶液 1 滴，轻轻摇动 2 分钟，混匀后分布于方格内。

③滴加 ASO 胶乳试剂 1 滴，轻摇 8 分钟（室温为 20℃），观察结果。

4. 结果判定

（1）溶血法　取出试管，对光观察有无溶血现象，以完全不溶血的血清最高稀释度为该血清的抗"O"效价。正常值应在 500U 以下。

（2）胶乳法　将反应板平放在实验桌上，有清晰凝集者为阳性，不出现清晰凝集者为阴性。

5. 注意事项

（1）做 ASO 胶乳凝集试验时，加入 ASO 胶乳后轻摇至规定的时间应立即记录结果，超过规定时间出现的凝集不作为阳性。

（2）若标本血清发生溶血或高胆红素、高胆固醇以及标本被细菌污染都会影响实验结果。

（3）胶乳试剂不可冻存，应放入 4℃ 冰箱中，用前摇匀。

（4）当室温低于 10℃ 时，加胶乳试剂时应延长 1 分钟的反应时间。

（三）常见革兰阳性致病菌的形态及培养物观察（示教）

1. 革兰染色标本　革兰阳性致病菌包括葡萄球菌、链球菌、肺炎链球菌等。显微镜下观察：经革兰染色后均呈紫色、G$^+$球菌；葡萄球菌为圆形或卵圆形，不规则排列，似葡萄串状；链球菌和肺炎链球菌呈卵圆形，肺炎链球菌多为成双排列，尖端向外，宽端相对，链状排列。

2. 琼脂平板培养物

（1）葡萄球菌在血琼脂平板培养 18~24 小时后，菌落直径为 2~3mm，可见金黄色、白色或柠檬色等不透明的圆形凸起、边缘整齐、表面光滑的菌落；金黄色葡萄球菌的菌落周围有完全透明的溶血环。

（2）链球菌和肺炎链球菌在血琼脂平板培养基上培养 18~24 小时后，菌落直径为 0.5~2mm，可见圆形凸起、半透明、表面光滑、边缘整齐的菌落。甲型溶血性链球菌的菌落周围可出现较窄的草绿色溶血环；乙型溶血性链球菌的菌落周围可出现较宽的完全透明的溶血环；丙型链球菌无溶血环。肺炎链球菌的溶血环和甲型溶血性链球菌一样为草绿色溶血环，但该菌可以产生自溶酶，若延长培养时间则在菌落中央可以出现脐凹。

实验七　革兰阴性致病菌

【实验目的】

1. 熟悉常见革兰阴性致病菌的形态、培养物及生化特点。

2. 了解肥达反应的原理、操作及结果判断方法。

【实验内容】

（一） 常见革兰阴性致病菌的形态及培养物观察 （示教）

1. 革兰染色标本 大肠埃希菌和肠炎沙门菌革兰染色呈红色、G⁻杆菌，两端钝圆，中等大小。

2. 琼脂平板培养物

（1）伊红美蓝培养基 为常用的肠道致病菌分离鉴别培养基。在该培养基上，大肠埃希菌能发酵乳糖产酸，使伊红与美蓝合成紫黑色化合物，故其菌落呈紫黑色；肠炎沙门杆菌对乳糖不分解，故其菌落呈无色或微黄色透明菌落。

（2）S-S 培养基 为常用的肠道致病菌选择培养基，所含的柠檬酸钠、煌绿对大肠埃希菌有抑制作用，所含的胆盐对沙门菌、痢疾志贺菌有促生长作用，还含有乳糖和酸碱指示剂中性红。在该培养基上，大肠埃希菌能分解乳糖产酸，使菌落呈红色；肠炎沙门菌不能分解乳糖，菌落无色透明。

（3）双糖铁斜面 是一种高层斜面培养基，由两层组成。上层是用蛋白胨水加入1%乳糖和硫酸亚铁制成的固体斜面，以酚红为指示剂，可观察细菌乳糖发酵结果和硫化氢试验结果；下层为含葡萄糖的蛋白胨水半固体，以酚红为指示剂，可观察细菌的动力和乳糖发酵能力。接种时，先用接种针按半固体培养基接种法穿刺接种，沿原线退出后再划线接种斜面，置37℃恒温箱经18~24小时培养后观察细菌生长情况（表2-2）。

表2-2 大肠埃希菌和伤寒沙门菌在双糖铁斜面上的生长情况

菌种	乳糖	硫化氢	葡萄糖	动力
大肠埃希菌	⊕	-	⊕	+
伤寒沙门菌	-	+/-	+	+

（二） 常见革兰阴性致病菌的生化反应 （表2-3） （示教）

表2-3 常见革兰阴性致病菌主要生化反应

菌种	葡萄糖	乳糖	甘露醇	V-P 试验	甲基红	枸橼酸盐	吲哚	硫化氢	脲酶
大肠埃希菌	⊕	⊕	⊕	-	+	-	+	-	-
伤寒沙门菌	+	-	+	-	+	-	-	-/+	-
其他沙门菌	⊕	-	⊕	-	+	+	-	+/-	-
痢疾志贺菌	+	-	-	-	+	-	+/-	-	-
福氏志贺菌	+	-	⊕	-	+	-	+	-	-
宋内志贺菌	+	+	⊕	-	+	-	-	-	-
产气肠杆菌	⊕	⊕	⊕	+	-	+	-	-	-

（三）　肥达反应（示教）

1. 实验原理　将已知的伤寒沙门菌"O"抗原、"H"抗原和甲型、乙型副伤寒沙门菌"H"抗原与患者血清混合进行试管定量凝集试验，以检测患者血清中的相应抗体，临床上作为诊断伤寒和副伤寒的参考依据。

2. 实验材料

（1）待检血清（未知抗体）：于56℃经30分钟灭活补体备用。

（2）诊断菌液（已知抗原）：伤寒沙门菌"H"菌液（将菌液用甲醛处理以固定鞭毛，即为"H"抗原）；伤寒沙门菌"O"菌液（将菌液煮沸2小时以破坏鞭毛，即为"O"抗原）；甲型、乙型副伤寒沙门菌"H"菌液。

（3）蒸馏水、试管、试管架、微量移液器、吸管、水浴箱等。

3. 操作方法

（1）将大小一致的小试管放置试管架，4排，每排8支，做好标记。

（2）在所有32支试管中分别加入生理盐水0.5mL。

（3）另取1支试管，加生理盐水1.8mL和患者血清0.2mL，充分混匀，得到1∶10稀释血清。在每排第1管中分别加入该1∶10稀释血清0.5mL，充分混匀，即得1∶20稀释血清。

（4）对倍稀释患者血清：分别从每排第1管中取0.5mL血清加入本排第2管，混匀，再从第2管吸取0.5mL血清加入第3管，混匀。以此类推，直至每排第7管中加入稀释血清0.5mL，混匀后从每排第7管中吸取0.5mL丢弃。从而每排1~7管得到1∶20、1∶40、1∶80、1∶160、1∶320、1∶640、1∶1280的对倍稀释血清。第8管不加血清，只加生理盐水作为阴性对照。

（5）加入菌液：各排从第8管开始，由后往前每管加入不同诊断菌液0.5mL。

第1排各管加入伤寒沙门菌"H"菌液。

第2排各管加入伤寒沙门菌"O"菌液。

第3排各管加入甲型副伤寒沙门菌"H"菌液。

第4排各管加入乙型副伤寒沙门菌"H"菌液。

此时，各血清管的血清稀释度又增加了1倍，依次为1∶40、1∶80、1∶160、1∶320、1∶640、1∶1280、1∶2560，每管总量为1mL。

（6）震荡均匀，置37℃恒温箱经18~24小时后取出观察并记录结果。

4. 结果判定　根据凝集反应的强弱，分别用"++++""+++""++""+"和"−"表示。

++++：完全凝集，上层液体清澈透亮，细菌完全凝集沉淀于管底。

+++：大部分凝集，上层液体基本透明，细菌大部分（75%）凝集沉淀于管底。

++：中度凝集，上层液体半透明，管底有明显凝集沉淀物。

+：弱凝集，上层液体混浊，管底仅有少量凝集沉淀物。

−：不凝集，液体呈乳状，管底无明显凝集沉淀物。

5. 注意事项 先看各排对照管，在对照管均不发生凝集时，依次观看各试验管，以出现明显凝集现象（++）的血清最高稀释倍数作为该血清的凝集效价（抗体效价）。

实验八　医学真菌

【实验目的】

1. 熟悉常见致病性真菌的形态及培养物特征。
2. 了解真菌培养方法及致病性真菌感染临床标本检查的方法。

【实验内容】

（一）　常见致病性真菌的形态及培养物观察

1. 白色念珠菌革兰染色标本 镜下可见革兰染色阳性、着色不均匀的单细胞真菌。菌体呈卵圆形，大小不等，假菌丝呈藕节状，丛生的芽生孢子呈圆形或卵圆形。

2. 新生隐球菌墨汁染色标本 在黑暗的背景下可见数个大小不等、圆形、透明发亮的单细胞菌体，其荚膜肥厚透明。有些菌体可见从胞壁伸出的圆形芽生孢子。

3. 黑曲霉菌菌丝插片法培养物涂片 镜下可见有隔菌丝、犁头样孢子，为多细胞真菌。

4. 真菌菌落观察

（1）酵母型菌落　如新生隐球菌菌落，呈圆形，灰白色或浅棕褐色，较大，表面湿润光滑，边缘整齐。

（2）类酵母型菌落　如白色念珠菌菌落，呈白色奶油状，较大，表面湿润光滑。用放大镜观察可见有假菌丝伸入培养基内。

（3）丝状型菌落　如石膏样小孢子菌菌落、铁锈色毛癣菌菌落。其菌落表面呈棉絮状、绒毛状或粉末状，正面和背面可显示红色、黄色、黑色等不同颜色。有伸向培养基表面的气生菌丝和伸入到培养基深部的营养菌丝。

（二）　真菌的培养方法

真菌生长速度缓慢，多数真菌营养要求不高。常用的培养基有沙保培养基、麦芽糖培养基、葡萄糖培养基、玉米粉琼脂培养基及血液琼脂培养基等。操作应在无菌室或净化台中进行。

1. 小培养法

（1）将清洁载玻片与盖玻片、不锈钢环、小镊子、毛细滴管等分别包好，高压灭菌 [$1.05kg/cm^2$（15 磅）20 分钟]。

（2）用无菌小镊子夹取小钢环，环的两面分别蘸取熔化的油蜡，平置于载玻片上。另取一盖玻片，于酒精灯上加热后覆盖于环上。待冷后，小钢环即被固定于载玻片和盖玻片之间。

（3）用毛细滴管吸取熔化的沙保培养基，从钢环侧孔注入，注入量约占钢环容积的一半。

（4）待培养基冷却凝固后，用接种针挑取菌种，由钢环上孔沿玻片一面穿刺接种，再用无菌脱脂棉将孔堵住。

（5）将已接种好的玻片置于湿盒内，室温或28℃温箱培养，逐日观察，镜下可连续看到真菌生长过程，以及菌丝、孢子的特征。

2. 大培养法

（1）将沙保培养基加热熔化，冷却至45℃时倾入大试管内使成斜面。凝固后置37℃温箱培养24小时，无细菌生长即可使用。

（2）将毛发或皮屑等材料先用75%酒精浸泡数分钟，再以无菌盐水冲洗数遍，置培养基上，并适当向培养基内压入。将接种好的培养基置室温或28℃培养，每2~3天观察1次，经1~3周可生长出典型菌落。若3周无真菌生长，可报告结果阴性。

（三）　浅部真菌感染临床标本的检查

浅部真菌病包括毛发、指（趾）甲和皮肤的各种癣病，可以用透明标本法、棉蓝染色法和培养法检查。

1. 实验材料　患者病变部位的毛发、皮屑、甲屑。10%NaOH 或 KOH 溶液、镊子、剪刀、载玻片、盖玻片、1：10000 新洁尔灭消毒液等。

2. 实验方法

（1）**标本采集**　根据病变部位，采集相应标本。如皮肤癣可用小刀刮取皮损部位边缘或指（趾）间皮屑，头癣可用镊子拔取病损部位断残毛发。取标本前宜先用1：10000新洁尔灭清洗患处，采集标本后镊子应立即用火焰灭菌。

（2）**透明标本法**　将标本置干净载玻片上，加2~3滴10%NaOH 或 KOH 溶液。加盖玻片后置酒精灯火焰上稍加热，静置3~5分钟，使角质溶解，标本透明。轻压盖玻片，使溶解组织压平分散。显微镜下观察，发现典型菌丝或孢子即可确诊。观察菌丝和孢子时，应注意与纤维、表皮细胞、气泡及油点等相区别。单次检查阴性结果不能完全排除真菌感染，需反复检查数次。

（3）**棉蓝染色法**　将待检标本少许摊开于清洁载玻片上，滴加棉蓝染色液1滴于其中，加盖玻片后稍加温并轻压盖玻片以除去气泡。显微镜下观察，真菌染成蓝色。

棉蓝染色液的配制：苯酚 20g、乳酸 20mL、甘油 40mL、蒸馏水 20mL，加温溶解后，加入棉蓝0.05g混匀。

（四）　深部真菌感染临床标本的检查　（示教）

深部真菌病指由侵犯表皮以外组织和器官的病原性真菌、条件致病性真菌引起的疾病。根据不同疾病，可以选用直接涂片法、革兰染色法、墨汁染色法、培养法、血清学试验和动物试验等方法检查。

1. 实验材料

（1）待检标本如患者脑脊液、痰、脓汁及分泌物等。脑脊液标本须经离心机 1000r/min 离心沉淀 10 分钟后取沉淀物检查。

（2）印度墨汁（或国产碳素墨水）、滴管、玻片等。

2. 实验方法

（1）生理盐水湿片法　适于检查白色念珠菌。在清洁的载玻片上滴加 1 滴生理盐水，将痰、脓汁、分泌物或脑脊液等待检标本加入混匀。显微镜下查见圆形或卵圆形酵母样细胞或假菌丝即可作出初步诊断。

（2）墨汁染色法　适于新生隐球菌脑膜炎的检查。用滴管吸取脑脊液沉淀物 1 滴置玻片上，加入印度墨汁 1 滴，混匀，加盖玻片。镜检见黑色视野中有大小不等、有厚荚膜包绕、透明发亮的圆形菌体即可作出初步诊断。镜检时须注意与白细胞区别。

实验九　医学病毒

【实验目的】

1. 熟悉常见致病病毒的形态特征。
2. 熟悉流感病毒红细胞凝集试验的原理和操作方法。
3. 了解病毒鸡胚培养法。

【实验内容】

（一）病毒形态和包涵体观察 （示教）

1. 病毒电镜图片观察

（1）流感病毒　球形或丝形，大小差别较大。

（2）麻疹病毒　球形，有包膜。

（3）SARS 冠状病毒　球形或椭圆形，有包膜，其外有放射状排列的花瓣样突起。

（4）甲肝病毒　球形。

（5）乙肝病毒　可见大球形颗粒、小球形颗粒、管型颗粒。

（6）疱疹病毒　球形，有包膜。

（7）人类免疫缺陷病毒　球形，有包膜。

2. 狂犬病毒包涵体观察　死于狂犬病的人或犬脑组织 H-E 染色标本。镜下见神经元细胞质内有呈鲜红色的圆形或椭圆形结构，即为包涵体，亦称内基小体。

（二）病毒鸡胚培养法

鸡胚培养法为常用的病毒培养方法之一。因鸡胚价格低廉，来源充足，培养操作简便，容易培养病毒，主要用于痘类病毒、黏病毒和疱疹病毒的分离鉴定、疫苗及诊断抗原的制备和病毒性质的研究等。接种途径有4种：卵黄囊接种、羊膜腔接种、尿囊腔接种和绒毛尿囊膜接种。

1. 实验原理 鸡胚组织分化程度低，有可供选择的多种囊腔及囊膜，多种病毒可在其中增殖，收集囊膜及囊液可得到大量病毒。

2. 实验材料

（1）9~10日龄鸡胚、10^{-3}稀释的流感病毒液、单纯疱疹病毒液、流行性乙型脑炎病毒液等。

（2）培养箱、检卵灯、卵架、注射器、针头、小镊子、无菌生理盐水、消毒剂、毛细吸管、酒精灯、试管架、试管、砂轮、玻璃纸等。

3. 实验方法（图2-3）

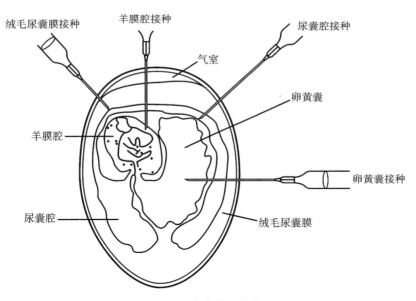

图2-3 病毒鸡胚培养法

（1）鸡胚的孵育 选新鲜、大而壳薄色浅的鸡蛋，用酒精棉球轻轻拭去壳外的污物，置温度为38~39℃、湿度为40%~70%的培养箱中孵育。每天翻蛋1~2次，以免粘壳。4~5日后用检卵灯检查鸡胚，若胚影活动、血管清晰、绒毛尿囊膜界限明显，则可判断为活胚。

（2）尿囊腔接种法

①选9~10日龄活鸡胚，在检卵灯上用铅笔标明气室、鸡胚及大血管位置，在胚胎旁避开大血管处标记好注射点。

②接种：将胚蛋立于卵架上，使标记的注射点向上。用碘酒消毒注射点及周围后，用无菌刀尖打一小孔，再用镊子将小孔扩大至直径1cm。直视下将注射器针头从壳孔处以与蛋壳呈30°角的方向斜向刺入尿囊膜约1cm，缓慢注入流感病毒液0.2mL。注射完毕后，针头应稍留片刻，以防回流。接种完用无菌玻璃纸封闭气室的窗口，纸缘用熔化的石蜡密封。

③孵育：胚蛋置35~37℃培养，每日照检鸡胚1次。2~3日后将胚蛋移入4℃冰箱过夜，以冻死鸡胚避免收获时出血。若接种后鸡胚24小时内死亡，应视为非特异性死亡，可弃之。

④收获病毒：取出预冷后的胚蛋，立于架上，用2.5%碘酒消毒气室部位卵壳。用镊柄击破卵壳后，沿气室边缘剪去卵壳，用镊子撕去卵膜及绒毛尿囊膜，然后用无菌吸管插入尿囊腔吸取尿囊液，置无菌试管内。每个鸡胚可吸取4~5mL。在测定病毒的血凝效价后用小瓶分装，低温保存。

（3）绒毛尿囊膜接种法

①选取12日龄、发育良好的活鸡胚，标出气室界线及鸡胚位置。

②将胚蛋立置于卵架上，用碘酒消毒气室部位的卵壳后，用锯齿或砂轮在气室端近鸡胚侧开出一个直径约2cm的窗口。

③用镊子小心撕去气室下的白色卵膜，使布满血管的绒毛尿囊膜暴露。用注射器滴加0.2~0.5mL单纯疱疹病毒液于绒毛尿囊膜上，轻轻旋转胚蛋，使病毒液均匀分布。用无菌玻璃纸封闭气室的窗口，纸缘用熔化的石蜡密封。

④将胚蛋窗口朝上，置37℃培养4~5天后取出，移入4℃冰箱过夜。弃去接种后24小时内死亡的胚蛋。

⑤取出预冷后的胚蛋，立于架上，消毒窗口区，撕去玻璃纸，扩大窗口。用无菌剪刀沿窗口剪下绒毛尿囊膜置无菌平皿内，用无菌生理盐水洗涤数次，置低温保存备用。

（4）羊膜腔接种法

①取9~10日龄鸡胚，标出气室与胚位。在接种前1天，将鸡胚气室向上，直立于卵架上培养，使胚胎浮于气室下，易于接种。

②消毒气室端卵壳。在气室近胚胎侧开出一个边长约1cm的方形窗口，用无菌吸管滴1~2滴无菌液体石蜡于气室端的卵膜上使卵膜透明。检им灯照视下，鸡胚清晰可见。

③将注射针头对准鸡胚，避开大血管刺入，穿过绒毛尿囊膜和羊膜进入羊膜腔，注入流感病毒液0.2~0.5mL。然后用无菌玻璃纸封闭气室的窗口，纸缘用熔化的石蜡密封。注射前，用针头轻击鸡胚小鸡嘴部，小鸡立即动弹，表示针头已进入羊膜腔。

④将胚蛋气室向上直立，置35~37℃培养3~4天后取出，置4℃过夜。弃去24小时内死亡的胚蛋。

⑤取出预冷后的胚蛋，立于架上，消毒窗口区，撕去玻璃纸，扩大窗口。用无菌小镊子轻轻撕去卵膜和绒毛尿囊膜，用无菌毛细吸管除去尿囊液。再以左手持镊子提起羊膜，右手以无菌毛细吸管插入羊膜腔吸取羊水置无菌试管内。平均每胚可收获羊

水0.5~1.0mL。最后用红细胞凝集试验测定流感病毒滴度，小瓶分装，低温保存备用。

（5）卵黄囊接种法

①取6~8日龄鸡胚，照检后标出气室与胚位。将鸡胚气室向上，直立于卵架上，消毒气室端卵壳后在气室中央开出小孔。

②注射器针头从气室小孔沿胚蛋纵轴垂直刺入2~3cm，注入流行性乙型脑炎病毒液0.2~0.5mL。刺入时注意避开鸡胚。

③以石蜡封闭气室小孔，置37℃孵育。弃去接种后24小时内死亡的胚蛋。

④取出孵育24小时以上濒死的胚蛋，将其气室向上直立于卵架上。消毒气室端卵壳，无菌操作去除卵壳。用镊子夹住卵黄蒂，挤去卵黄液。用无菌生理盐水轻轻洗去卵黄囊上的卵黄液后，将卵黄囊置于无菌平皿内，低温保存备用。

（三）流感病毒红细胞凝集试验（示教）

1. 实验原理 流感病毒表面有血凝素，能与人"O"型血的红细胞、豚鼠和鸡红细胞上的血凝素受体结合，引起红细胞凝集。以不同稀释度的流感病毒液同定量红细胞反应，可测定病毒液的凝集效价。

2. 实验材料 流感病毒感染的鸡胚尿囊液、0.5%鸡红细胞悬液、血凝板、生理盐水、微量移液器等。

3. 实验方法

（1）在血凝板2~9孔内各加生理盐水25μL。

（2）取1:10稀释的流感病毒尿囊液50μL加入第1孔内。再取第1孔尿囊液25μL加入第2孔内，混匀。从第2孔取出液体25μL加入第3孔，混匀。依次做倍比稀释至第8孔。从第8孔取出液体25μL弃去。此时第1孔~第9孔内液体量均为25μL，第1孔~第8孔内尿囊液稀释度依次为1:10、1:20、1:40……1:1280，第9孔为生理盐水对照孔。

（3）向第1孔~第9孔内各加0.5%鸡红细胞悬液25μL。室温下静置45分钟，观察结果。观察结果时，注意不要振摇试管。

（4）结果观察：各孔红细胞凝集程度以"++++""+++""++""+""-"表示。以出现"++"凝集的病毒最高稀释度作为血凝效价。

++++：红细胞完全凝集，呈均匀薄膜铺在整个孔底。

+++：大部分红细胞凝集，在孔底铺成薄膜状。但有少数不凝，在孔底中心形成小红点。

++：约有半数红细胞凝集，在孔底铺成薄膜，面积小，不凝集的红细胞在孔底中心聚成小圆点。

+：只有少数红细胞凝集，不凝集的红细胞在孔底聚成小圆点，凝集的红细胞分布在小圆点周围。

-：无凝集，红细胞沉积在孔中央，呈边缘整齐的致密圆点。

第三章　医学寄生虫学实验 ▷▷▷

实验一　医学原虫

【实验目的】

1. 掌握常见医学原虫生活史各期的形态特征。
2. 了解阴道毛滴虫的病原学诊断方法。

【实验内容】

（一）溶组织内阿米巴

1. 阿米巴包囊玻片标本观察　油镜下包囊呈圆形。囊内可见 1~4 个核，圆形，有薄而染成黑色的核膜，膜内缘可见分布均一的染色质粒，中央有点状核仁。糖原泡呈空泡状。拟染色体为深黑色，棒状，两端钝圆，在成熟的四核包囊中拟染色体消失。

2. 示教标本

（1）溶组织内阿米巴滋养体玻片标本（铁苏木素染色）　在高倍镜下可见滋养体外质无色透明，常显示有伪足；内质为蓝黑色的颗粒，有时可见食物泡中含有完整或半消化的圆形黑色的红细胞；核构造同包囊，核仁小，亦染黑色，位于核中央。

（2）结肠内阿米巴包囊玻片标本（铁苏木素染色）　圆形，核的数目为 1~8 个，成熟包囊有核 8 个，拟染色体呈草束状。

（3）患者大肠壁溃疡病理标本　肉眼观察，其特点表现为结肠黏膜面有大小不一的溃疡，溃疡之间黏膜正常。

（4）阿米巴肝脓肿病理标本　肉眼观察，脓肿范围较大时，可见到由纤维组织形成的明显的脓肿壁，脓腔内有未被溶解的结缔组织，形成肝组织支持架，呈带状贯通脓腔中间。

（二）　阴道毛滴虫

1. 阴道毛滴虫染色玻片标本观察　油镜下观察，虫体呈梨形，前端有 4 根鞭毛，胞核位于虫体前 1/3 处，染成紫红色，呈椭圆形。轴柱从体前至体后纵贯虫体。

2. 阴道毛滴虫活体标本　取滴虫性阴道炎患者的阴道分泌物或经人工培养而获得

标本。实验时吸出培养液 1 滴置于载玻片上，盖上盖玻片，先在低倍镜下找到呈摇摆运动方式的虫体后，再转到高倍镜下观察。因虫体活动性大，不易详细观察，在涂片时可加入 1∶10 血清 1 滴，以阻碍滴虫强烈运动而方便观察。虫体为梨形，做螺旋式向前转动。缩小光圈，可以观察到 4 根摆动的鞭毛和虫体腹面弯曲而颤动的波动膜，有时还能在虫体前端见到椭圆形的核和空泡。体后有伸出体外的轴柱。在阴道分泌物的涂片中，还观察到大而呈多边形的阴道上皮细胞、小而圆的白细胞以及聚集成堆的脓细胞等，应予以鉴别。

（三） 疟原虫

1. 间日疟原虫薄血膜染色玻片标本观察 油镜观察，在单个红细胞内寻找疟原虫，注意观察红内期各阶段及红细胞经染色后有何异同。各阶段形态特点与鉴别要点见表 3-1。

表 3-1 间日疟原虫各阶段形态特点与鉴别要点

阶段	核	胞浆形状	空泡	疟色素	被寄生红细胞的变化
环状体	1 个	环状，约为红细胞直径的 1/3	有	无	无变化
大滋养体	1 个	不规则，有伪足伸出	有	棕黄色，细小杆状，分散在胞质中	胀大，色淡；出现鲜红色薛氏小点
未成熟裂殖体	2~10 个	不规则或圆形	有或无	多，分散，	与大滋养体相同
成熟裂殖体	12~24 个	圆形	无	多，集中成堆	与大滋养体相同
配子体	1 个，雌配子体核致密，较小，深红色，偏于一侧；雄配子体核疏松，较大，淡红色，位于中央	圆形	无	多，分散	与大滋养体相同

2. 恶性疟原虫薄血膜吉氏染色玻片标本（示教） 油镜观察血膜，恶性疟原虫环状体与配子体各自的形态特点为：①环状体虫体纤细，直径约为红细胞的 1/6，有 1~2 个核（核的早期分裂），有时寄生于红细胞的边缘，核突出于红细胞外缘，胞浆只有两条弧形的线，如飞鸟状。②配子体呈香蕉状，核及疟色素均集中于中央，有时被疟原虫寄生的红细胞外缘干扰而无法看清。

（四） 弓形虫

1. 弓形虫滋养体形态示教 油镜下可见弓形虫滋养体呈香蕉形或半月形，一端较尖，一端钝圆；长 4~7μm，胞核呈红色，位于虫体中央，核仁较大，细胞质呈淡蓝色。

2. 弓形虫假包囊示教 宿主细胞膜包围形成的速殖子虫团，没有真正的囊壁。

3. 弓形虫包囊示教 圆形或椭圆形，直径 5~100μm，外有一层富有弹性的囊壁，内含数个至数百个形态与速殖子相似的缓殖子。

实验二　医学蠕虫

【实验目的】

1. 掌握常见吸虫、绦虫、线虫的成虫及虫卵的形态特征。
2. 熟悉常见吸虫中间宿主或媒介植物的形态特征。

【实验内容】

（一）吸虫

1. 混合吸虫卵玻片标本观察　观察未经染色标本时，光线通常不宜太强，可将聚光器稍稍下降，调整焦距至清晰见到物像时，便可按一定顺序移动载玻片。先用低倍镜观察，仔细查找虫卵，之后转换高倍镜观察。观察时注意虫卵的形状、大小、颜色、内含物及卵壳的厚薄，鉴别标本中的日本血吸虫卵、肝吸虫卵、姜片虫卵和肺吸虫卵。

（1）日本血吸虫卵　平均大小为 $89\mu m \times 67\mu m$，椭圆形，淡黄色，壳薄，无卵盖，一侧可见一小棘（不是所有的虫卵都可见），其内部毛蚴一般已发育成熟。

（2）肝吸虫卵　是最小的人体寄生虫卵之一。虫卵呈黄褐色，大小约为 $29\mu m \times 17\mu m$，低倍镜下外形似芝麻。卵壳较厚，虫卵较窄的一端有明显的小盖，盖周围的卵壳增厚，形成肩峰；卵盖的另一端为卵壳增厚而形成的逗点状突起，称小疣（不是每个虫卵都可见）。卵内有一发育成熟的毛蚴。

（3）姜片虫卵　是最大的人体寄生虫卵之一，椭圆形，淡黄色，大小为（130~140）$\mu m \times$（80~85）μm，卵壳薄，一端有一个不明显的卵盖，卵内含卵细胞一个，卵黄细胞 20~40 个，但在固定标本中不易见到卵细胞。

（4）肺吸虫卵　虫卵大小为（80~115）$\mu m \times$（48~60）μm，但形态变异明显，多呈椭圆形，较大的一端有一明显卵盖，较小的另一端卵壳增厚。虫卵呈金黄色或黄褐色。卵内有十多个卵黄细胞。如为新鲜虫卵，则可在其中见到一个卵细胞。

2. 血吸虫示教标本

（1）成虫示教浸制标本　雌、雄异体。雌虫细长呈线形圆柱状，黑褐色。雄虫较雌虫粗短，背腹扁平，两侧向腹面卷曲，形成抱雌沟，故肉眼观察时呈圆柱状，虫体为白色。

（2）中间宿主钉螺的示教标本　螺体长约 10mm，宽 3~4mm，呈塔形，6~9 个螺层，属小型螺类，壳口卵圆形，边缘完整，外缘背侧有一条粗的隆起称唇嵴。在平原地区的钉螺表面有肋壳，山丘地区的表面光滑。

（3）寄生部位示教标本　肉眼观察可见兔肝门静脉和肠系膜下静脉中有黑色呈线形的虫体，即是血吸虫的雌虫。

（4）肝病变示教标本　肉眼观察兔肝病变标本，并与正常兔肝做比较，可见病肝表面粗糙，呈黄灰色。

3. 肝吸虫示教标本

（1）**成虫示教浸制标本**　肉眼观察，虫体似叶状，较小，大小一般为（10~25）mm×（3~5）mm，背腹扁平，前端尖细，后端略钝。体壁较薄，半透明。

（2）**豆螺、沼螺标本**　为淡水螺类，是肝吸虫的第一中间宿主。

（3）**淡水鱼、虾浸制标本**　鲤科鱼类、野生的麦穗鱼、淡水虾是肝吸虫的第二中间宿主。

（4）**病理浸制标本**　成虫寄生于肝胆管内所致病变。从肝断面肉眼可见肝胆管管壁增厚、管腔因虫体和虫卵的充盈而阻塞。

4. 姜片虫示教标本

（1）**成虫浸制标本**　活虫体为肉红色，似瘦肉片；死虫或固定后浸制标本为灰白色，似姜片状。虫体较大，背腹扁平，前窄后宽，长20~75mm，宽8~20mm，厚0.5~3mm。口吸盘靠近体前端，直径约0.5mm；腹吸盘靠近口吸盘后方，肉眼可见形如漏斗状，肌肉发达，较口吸盘大4~5倍。

（2）**水生植物媒介浸制标本**　水生植物如菱角、荸荠、茭白等为此虫的植物媒介，尾蚴可在这些水生植物的表面形成肉眼无法看见的囊蚴。

（3）**扁卷螺浸制标本**　为姜片虫的中间宿主，形体扁平，体小呈棕黄色。

5. 肺吸虫示教标本

（1）**成虫浸制标本**　背隆腹平，约黄豆大小，活虫体可因伸缩而变形；活时呈红褐色，死后为灰白色。

（2）**川卷螺浸制标本**　川卷螺属黑螺科，中等大小，贝壳呈长圆锥形，壳顶钝，孳生于山溪，是肺吸虫的第一中间宿主。

（3）**溪蟹、蝲蛄浸制标本**　溪蟹、蝲蛄等甲壳类动物是肺吸虫的第二中间宿主。蝲蛄多见于我国东北部，活体是青褐色的，形状似龙虾而小，第一对足呈螯状，嘴角两侧长有护须和两根尖锐的刺针，生活在没有污染的河流小溪等石头多的水域中。

（4）**病理标本**　肉眼可见犬肺表面有数个虫囊，囊内有1~2个虫体。

（二）绦虫

1. 猪（牛）带绦虫卵标本观察　将聚光器稍稍下降，调整光线强度，将焦距调至清晰见到物像时，便可按一定顺序移动载玻片。先用低倍镜观察，仔细查找虫卵，之后转换高倍镜观察。虫卵呈圆球形，直径31~43μm，卵壳薄，卵壳内为胚膜，虫卵自孕节散出后，卵壳多已脱落，称不完整卵。胚膜较厚，棕黄色，由许多棱柱体组成，在光镜下呈放射状条纹。胚膜内含球形的六钩蚴，有3对小钩。3对小钩常不易同时见到，或因虫卵保存时间长而脱落不能见到。

2. 猪带绦虫示教标本

（1）**成虫浸制标本**　肉眼观察虫体的外形、大小、颜色，注意各节片长宽比例、厚薄等构造及其特点。虫体背腹扁平，体壁较薄，略透明呈乳白色，长 2~4m，由700~1000 节组成，近颈部的幼节，节片短而宽，中部的成节近方形，末端的孕节则为长方形。每一节片的侧面有一生殖孔，略突出，不规则地分布于链体两侧。

（2）头节玻片标本　头节近似球形，直径 0.6~1.0mm，具有 4 个吸盘，一个顶突，其基部上有 25~50 个小钩，排列内外两圈，内圈的小钩较大，外圈的稍小，颈部较细。

（3）成节玻片标本　可在解剖镜下或低倍镜下观察。每一成节具雌、雄生殖器官各 1 套。睾丸为 150~200 个，输精管向一侧横走，经阴茎囊开口于一生殖腔；阴道在输精管的后方；卵巢在节片 1/3 中央，分为三叶，除左右两叶外，在子宫和阴道之间另有一中央小叶；卵黄腺位于卵巢之后。

（4）孕节玻片标本　孕节中充满虫卵的子宫向两侧分支，每侧为 7~13 支（放大镜或解剖镜观察子宫侧支数目，计算时从基部数起），每一支又继续分支，呈不规则的树枝状。

（5）"米猪肉"浸制标本　肉眼观察肌纤维间有多个黄豆大小、乳白色的囊状物，大小约 5mm×10mm。

（6）猪囊尾蚴玻片标本　在低倍镜下观察，囊壁分两层，外为皮层，内为间质层，间质层有一处向囊内增厚形成向内翻卷收缩的头节，其构造与成虫的头节相似。

3. 牛带绦虫示教标本

（1）成虫浸制标本　外形呈带状，体分节，体长 4~8m，由 1000~2000 节组成。由于牛带绦虫体壁较猪带绦虫体壁略厚，故虫体颜色微黄。虫体与猪带绦虫相似，也分为头节、颈节和链体 3 部分。

（2）头节染色玻片标本　呈方形，具 4 个吸盘，无顶突和小钩。这是与猪带绦虫形态不同的鉴别点之一。

（3）成节染色玻片标本　近方形，可见雌、雄性生殖器官各 1 套，卵巢分 2 叶，卵黄腺位于节片中央后部。管状的子宫，从节片中央向前延伸为盲囊。节片上方及两侧散在小圆形滤泡状的睾丸，每节有数百个，生殖孔在节片的一侧。

（4）孕节染色玻片标本　呈长方形，子宫发达，内充满虫卵，自主干向两侧分支，子宫分支较整齐，每侧一级分支，自子宫基干同侧数子宫的分支数为 15~30 支。注意同猪带绦虫孕节区别。

（5）牛囊尾蚴染色玻片标本　外观与猪囊尾蚴相似，不同之处主要是二者头节结构不同，囊内凹陷的头节与其成虫头节结构相同。

4. 细粒棘球绦虫示教标本

（1）棘球蚴砂玻片标本　低倍镜观察，注意原头蚴的形态特征，其外形为椭圆形。用高倍镜观察，由于吸盘重叠，常见仅 2 个吸盘。1 个原头蚴可发育成一个虫体。

（2）包生绦虫成虫玻片标本　低倍镜观察，虫体甚小，除头节外，通常仅有幼节、成节、孕节各 1 节。头节为梨形，有 4 个吸盘，顶突上有 2 圈小钩；孕节有向两侧袋形分支的子宫，内含虫卵。

（3）棘球蚴寄生动物肝脏或肺脏的病理标本　肉眼观察，注意肝脏或肺脏剖面因棘球蚴寄生而形成的圆形空洞。空洞内层为半透明膜质的棘球蚴生发层，其内壁呈现许多大小不等的突起育囊。棘球蚴的外围被宿主纤维组织所包绕。此外，肝脏表面因棘球蚴寄生而呈现大小不等的圆形隆起。

（三） 线虫

1. 线虫卵玻片标本 观察未经染色标本时，光线通常不宜太强，可将聚光器稍稍下降，调整焦距至清晰见到物像时，便可按一定方向顺序移动载玻片。先用低倍镜观察，仔细查找虫卵，之后将其移至视野中央，转换高倍镜观察，注意虫卵的形状、大小、颜色、内含物及卵壳的厚薄，鉴别标本中的蛔虫卵、钩虫卵、蛲虫卵和鞭虫卵。

（1）蛔虫卵

①受精蛔虫卵：虫卵呈宽椭圆形或圆形，大小为（45～75）$\mu m \times$（35～50）μm（在蠕虫卵中属中等大小），表面有一层凹凸不平的蛋白质膜（因受宿主胆汁染色呈棕黄色），卵壳厚，为所有蠕虫卵中最厚者，卵内含一个大而圆的卵细胞，卵细胞与卵壳之间一般有半月形间隙。

②未受精蛔虫卵：虫卵呈长椭圆形，有时其形状不甚规则，大小为（88～94）$\mu m \times$（39～44）μm，棕黄色，蛋白质膜与卵壳均较受精卵薄，卵内充满折光性强的卵黄颗粒。

③脱蛋白膜蛔虫卵：蛔虫受精卵与未受精卵的蛋白膜及含蚴卵均可脱落形成无色透明的无蛋白膜卵。观察时应注意同钩虫卵的区别。

（2）钩虫卵 虫卵无色透明，长椭圆形，大小为（56～76）$\mu m \times$（36～40）μm，卵壳极薄，卵内含4～8个卵细胞；若患者便秘或粪便放置过久，卵内细胞继续分裂可发育到桑椹期或幼虫期。卵细胞与卵壳之间有一圈明显的透明间隙。十二指肠钩虫卵与美洲钩虫卵极为相似，不易区别。

（3）蛲虫卵 虫卵无色透明，呈两侧不对称的椭圆形，一侧平，一侧稍凸出，双层卵壳，大小为（50～60）$\mu m \times$（20～30）μm，卵内含一蝌蚪期胚胎或幼虫，经短时发育即为含幼虫卵。注意与钩虫卵和无蛋白膜蛔虫卵相鉴别。

（4）鞭虫卵 纺锤形，大小为（50～54）$\mu m \times$（22～23）μm，棕黄色，卵壳厚，两端各有一塞状透明栓，内含一个受精卵细胞。

2. 蛔虫示教标本

（1）成虫浸制标本 肉眼观察虫体呈长圆柱形，两端较细，外形似蚯蚓，活时呈粉红色或微黄色，死后或经福尔马林固定后呈灰白色。虫体体表有横纹，两侧各有一条侧线。雌虫较大，长为20～35cm，尾部钝圆而直；雄虫较小，长15～31cm，尾部向腹面卷曲，有一对镰状交合刺。

（2）成虫解剖标本 观察虫体内生殖与消化器官，从虫体解剖标本中肉眼可以看到，虫体体腔内除一条直的消化管外，其余均为生殖器官，无论是子宫还是卵巢都呈管状结构。雌性生殖系统为双管型，从中可理解到蛔虫产卵量大、繁殖力强的生理功能特点。雄性生殖系统为单管型。

（3）病理标本

①蛔虫性肠梗阻：可见蛔虫扭结成团，完全或部分阻塞肠道。

②蛔虫性阑尾炎：蛔虫钻入阑尾。

③胆道蛔虫病：蛔虫钻入胆道、胆囊，严重者可见钻入肝脏。

④蛔虫性肠穿孔：蛔虫从肠壁钻出，引起穿孔。

3. 钩虫示教标本

（1）成虫浸制标本　观察两种钩虫的体态及雌、雄虫的区别。十二指肠钩虫与美洲钩虫，体壁均略透明，活时均为肉红色，死后乳白色，长约 1cm。雌虫均比雄虫大，雌虫尾端呈圆锥状，雄虫尾端膨大呈伞形。两种钩虫虫体弯曲情况不同，十二指肠钩虫呈"C"形，美洲钩虫则呈"S"形，可作为虫种鉴别特征之一。

（2）成虫染色玻片标本　比较两种钩虫成虫的口囊、交合伞、交合刺形状及其背腹肋分支。两种钩虫的口囊不同：十二指肠钩虫有两对钩齿，美洲钩虫则有一对板齿。两种钩虫的交合伞也不同：十二指肠钩虫交合伞中的背腹肋远端分两支，每支再分三小支；而美洲钩虫则是基部先分两支，每支远端再分两小支。

4. 鞭虫成虫示教标本　外形似马鞭，前 2/3 细长，后 1/3 较粗，咽管细长。雌虫长 35~50mm，尾端钝圆。雄虫长 30~45mm，尾端向腹面呈环状卷曲，末端有一交合刺。

5. 蛲虫示教标本　肉眼观察，虫体细小，乳白色。雄虫很小，尾部弯曲呈"6"形；雌虫较大，尾端尖而直。

6. 旋毛虫幼虫囊包示教玻片标本　镜下观察在肌肉中的幼虫囊包，可见囊包呈梭形，内含幼虫，长约 100μm，直径仅 6μm 左右，盘曲数周。

实验三　医学节肢动物

【实验目的】

1. 熟悉医学节肢动物的形态特征。

2. 了解医学节肢动物的变态类型特点。

【实验内容】

（一）昆虫纲

1. 蚊示教标本

（1）成蚊针插或玻片标本　肉眼或放大镜观察，体长为 1.6~12.6mm，分头、胸、腹 3 部分。头部近半球形，有复眼、触角、触须各 1 对。刺吸式口器（喙）1 个，由上内唇、舌各 1 个，上、下颚各 1 对，共同组成细长的针状结构，包藏在鞘状下唇之内。胸部分前胸、中胸、后胸，每胸节有足 1 对，中胸发达，有翅 1 对，翅脉上覆盖鳞片，后胸有平衡棒 1 对。腹部分为 11 节，末端 3 节演化为外生殖器。雌蚊腹部末端有尾须 1

对，雄蚊为钳状抱器。

（2）重要蚊种针插或玻片标本　肉眼或放大镜观察。

①中华按蚊：体呈灰褐色，触须有4个白环，翅前缘有2个白斑。

②淡色库蚊：体呈淡褐色，喙无白环，各足跗节无淡色环，腹部背面有基白带（基白带下缘平整）。

③白纹伊蚊：体呈黑色，有银白色斑点，胸部背面正中有一条明显白色纵纹，足有白环。

2. 蝇示教标本

（1）成蝇针插或玻片标本　肉眼或放大镜观察，体长5~10mm，许多种类带有金属光泽，全身被有鬃毛。体分头、胸、腹3部分。头部为半球形，有复眼1对，单眼3个、呈三角形排列，触角1对。多数蝇类的口器为舐吸式，由基喙、中喙和1对唇瓣组成，基喙上有1对触须，唇瓣腹面有对称排列的假气管，食物由此流入两唇瓣间的口腔。胸部分前胸、中胸和后胸3节，中胸特别发达。足3对较短，前翅1对，后翅退化为平衡棒。腹部分为10节，末端5节演化为外生殖器。

（2）蝇足玻片标本　低倍镜观察，足上密布鬃毛，其末端有爪和爪垫各1对，爪垫发达，密布细毛。

（3）常见成蝇针插标本　肉眼或放大镜观察。

①舍蝇（家蝇）：体长5~8mm，灰褐色。胸部背面有4条黑色纵纹，翅第四纵脉末端向上急弯成折角，腹部橙黄色。

②大头金蝇：体长8~11mm，呈青绿色金属光泽。躯体肥大，头宽于胸，复眼深红色，颊橙黄色。

③丝光绿蝇：体长5~10mm，呈绿色金属光泽，颊部银白色。

④麻蝇：体长6~12mm，暗灰色，胸背部有3条黑色纵纹，腹背面有黑白相间的棋盘状斑。

3. 中华白蛉示教标本

成蛉针插或玻片标本：放大镜或解剖镜观察，体小，长1.5~4mm，全身密披黄色细毛，分头、胸、腹3部分。头部为球形，有复眼1对，触角1对呈鞭状，触须1对分5节，向下后方弯曲，口器粗短为刺吸式。胸背隆起呈驼背状，翅狭长，停息时两翅上举，与躯体约呈45°角。足细长，多毛。腹部共10节，末2节演化为外生殖器。

4. 蚤示教标本

成蚤玻片标本：低倍镜观察，棕黄色，两侧扁平，全身毛、鬃和刺均向后方生长，体分头、胸、腹3部分。头部呈三角形，有触角1对，分3节，末节膨大且又分为9个假节，位于触角窝内。有或无眼，口器为刺吸式。胸部分为前、中、后3节，无翅。有足3对，粗壮而发达，末端有爪1对。腹部共10节，雌蚤尾端圆钝，可见受精囊，雄蚤腹部末端较尖，有上抱器和下抱器，形态较复杂。

5. 虱示教标本

（1）体虱玻片标本　低倍镜观察，灰白色，体狭长，背腹扁平，分头、胸、腹3部分。头部略呈菱形，有触角 1 对，分 5 节，1 对单眼位于触角后方，口器为刺吸式，除短小带齿的吸喙凸于头端外，口器主要部分藏于头内。胸部 3 节融合，无翅及翅痕。3 对足均粗壮，末端有坚硬弯曲的爪，与胫节末端的指状突起相对形成抓握器。腹部分节明显，可见 8 节，雌虱腹部末端呈 "W" 形，雄虱腹部末端呈 "V" 形。

（2）头虱玻片标本 低倍镜观察，较体虱小，色较深，形态与体虱相似。

（3）阴虱玻片标本 低倍镜观察，灰白色，体形宽短似蟹。前足及爪均较细小，中、后足胫节和爪明显粗大。腹部宽短，有锥形突起 4 对。

（4）虱卵玻片标本 低倍镜观察，椭圆形，黄白色，一端有盖。

（二）蛛形纲

1. 蜱示教标本

（1）硬蜱玻片标本 解剖镜或低倍镜观察，虫体腹背扁平，背面稍隆起，多呈褐色。虫体分颚体和躯体两部分。颚体亦称假头，位于躯体前端，从背面可见到，由颚基、螯肢、口下板及须肢组成。颚基与躯体的前端相连，呈六角形、矩形或方形。螯肢 1 对，长杆状，从颚基背面中央伸出，顶端有两个向外的锯齿状倒钩，是重要的刺割器。口下板 1 块，自颚基腹面向前延伸，与螯肢合拢时形成口腔。口下板腹面有倒齿，是吸血时穿刺和附着的器官。须肢 1 对，位于螯肢的两侧，有 4 节。躯体呈褐色袋状，两侧对称，有背板，雄蜱背板几乎覆盖整个背面，雌蜱背板仅占体背前部的一部分。腹面有足 4 对，每足 6 节。

（2）软蜱玻片标本 解剖镜或低倍镜观察，基本形态与硬蜱相似，主要有两点不同：①颚体隐藏在躯体腹面前部，自背面不可见。②躯体背面无背板。

2. 螨示教标本

（1）蠕形螨玻片标本 低倍镜下观察，虫体乳白色，半透明。虫体分颚体和躯体两部分。颚体宽短呈梯形，位于虫体前端，有螯肢 1 对、呈短针状，须肢分 3 节。躯体分足体和末体两部分，足体约占虫体 1/4，腹面有足 4 对、粗短呈芽突状；末体细长，有明显的环状横纹。毛囊蠕形螨形较细长，末端钝圆。皮脂蠕形螨略粗短，末端尖细呈锥状。

蠕形螨检查：取一定大小的透明胶纸，于晚上睡前粘贴在鼻尖、鼻翼、鼻唇沟和额等处，于次日早晨取下，贴于干净载玻片上镜检。

（2）疥螨玻片标本 低倍镜下观察，虫体小，短椭圆形，乳白或浅黄色。虫体分颚体和躯体两部分。颚体短小，位于前端，有螯肢 1 对，如钳状，尖端有小齿；须肢 1 对，分 3 节。躯体背面有波状横纹和鳞片状皮棘，后半部有杆状刚毛和长鬃；腹面有足 4 对，前 2 对足末端均有长柄，其端部膨大呈钟形吸垫，第 3 对足末端为长鬃，第 4 对足末端雌雄螨不同，雌螨为长鬃，雄螨为吸垫。

（3）恙螨幼虫玻片标本 低倍镜下观察，幼虫体呈椭圆形，体表多细毛，虫体分颚体和躯体两部分。颚体位于躯体前端，有螯肢、须肢各 1 对。躯体背部有盾板，形状随虫种而异，盾板上有刚毛 7 根、感器 1 对和眼 1~2 对，盾板后方的躯体上有横列的背毛。躯体腹面有足 3 对。

第四章 综合性/设计性实验 ▷▷▷▷

实验一 免疫血清的制备

【实验目的】

1. 熟悉制备免疫血清的原理、方法。
2. 了解免疫血清的保存。

【实验原理】

机体接受抗原刺激后可以发生免疫应答，产生相应的抗体和致敏淋巴细胞。一种抗原能否引起免疫应答，除了主要取决于抗原分子有无抗原决定基外，还与抗原的性质、剂量、免疫途径及免疫次数等因素有关。适当的抗原进入机体，经过一定的潜伏期后，体内抗体水平逐渐升高，在恰当时期取免疫后的动物血清，即为免疫血清（也称抗血清）。

【实验材料】

1. **动物** 健康家兔、绵羊红细胞。
2. **试剂** Alsever's 液、生理盐水。
3. **器材** 无菌注射器及针头、碘酒或酒精棉球、无菌毛细滴管、无菌试管、无菌三角烧瓶等。

【实验方法】

1. **抗原的制备** 无菌采集绵羊静脉全血（抗凝），静置使红细胞沉降后，用无菌生理盐水洗涤 3 次（每次离心 2000r/min，10 分钟），最后配成 10^6/mL 浓度的细胞悬液，备用。

2. **免疫动物** 免疫效果与抗原的性质、剂量、免疫途径及免疫次数密切相关。本实验免疫动物的具体方法见表 4-1。

表 4-1　绵羊红细胞免疫家兔实验设计

免疫次序	免疫时间	注射部位	抗原剂量（10^6/mL）
1	第 1 天	皮下注射	0.4
2	第 10 天	肌内注射	0.4
3	第 17 天	足底注射	0.4
4	第 24 天	静脉注射	0.4
5	第 31 天	皮下注射	0.5

3. 免疫血清的制备

（1）试血　一般在末次注射后的 7～10 天，家兔耳静脉采少量血制备血清，与相应抗原反应，进行试血。抗体效价>1∶16 即可采血。

（2）采血制备血清　无菌耳静脉或心脏采血（不抗凝），收集于无菌试管内静置，血液凝固后，用无菌细玻棒使血块与试管壁分离。置 37℃，2 小时后，放 4℃过夜，使血清充分析出。最终 2000r/min，离心 20 分钟，取上清即得。

【注意事项】

1. 免疫实验动物时，要少量多次注射。
2. 免疫实验动物时注意无菌操作，以防感染。

附 1：不同性质的抗原处理方法

1. 颗粒性抗原的制备和纯化　最常用的细胞抗原为制备溶血素用的绵羊红细胞。细菌抗原多用细菌的液体或固体培养物经处理而制备。H 抗原用有动力的菌株，菌液用 0.3%～0.5%甲醛处理，而 O 抗原则需要 100℃加温 2～2.5 小时后应用。Vi 抗原则应在杀菌后再加 0.5%～1%氯化钙溶液。有时虫卵也可做成抗原，如日本血吸虫卵抗原可制成悬液供免疫用。有些细胞膜成分，如组织细胞膜、血细胞膜经打碎后亦可制成颗粒抗原。颗粒抗原悬液呈乳浊状，多采用静脉内免疫法，较少使用佐剂。

2. 可溶性抗原的制备和纯化　蛋白质、糖蛋白、脂蛋白、细菌毒素、酶、补体等皆为良好的可溶性抗原，但因这些蛋白质多为复杂的蛋白组分，免疫前需进行纯化。蛋白质纯化方法在生物化学技术中已有详述。可溶性抗原免疫时，常加佐剂经皮下注射。

附 2：免疫血清的保存

1. 4℃保存　将抗血清除菌后，液体状态保存于普通冰箱，可以存放 3 个月到半年；效价高时，1 年之内不会影响使用。保存时需加入 0.15%～0.2%叠氮钠（NaN_3）以防腐。若加入半量的甘油则可延长保存期。

2. 低温保存　放-20～-40℃保存，一般 5 年内其效价不会有明显下降，但应防止反复冻融。反复冻融几次则效价明显降低，因此低温保存前应分装。

3. 冷冻干燥保存　最后制品内水分不应高于 0.2%，封装后可以长期保存。一般在冰箱中 5~10 年内效价不会明显降低。

实验二　病原菌的检测

【实验目的】

1. 熟悉常见病原菌检测的原理及方案设计。
2. 了解常见病原菌的检测步骤。

【实验原理】

病原菌是指能入侵宿主引起感染的细菌。各种病原菌的形态、结构、生化反应特点及抗原构成等因素不尽相同。临床上可根据不同病原菌的形态结构、生化特点及抗原构造等生物学特性对其进行检测和鉴别，为临床诊断或其他检测目的服务。

【实验材料】

1. 混合菌液（代临床标本）：金黄色葡萄球菌、白色葡萄球菌、大肠埃希菌、痢疾杆菌等细菌的混合液体培养物。
2. 混合菌液中 1~2 种细菌的诊断血清、革兰染液、混合菌液菌种的典型生化反应试剂。
3. 营养琼脂、克氏双糖铁培养基、S-S 琼脂平板、伊红美蓝琼脂平板等。
4. 接种环、酒精灯、显微镜、香柏油、二甲苯、玻片、试管等。
5. 学生设计方案中涉及的其他材料。

【实验方法】

1. 在教师引导下以小组为单位，设计实验方案。
2. 分组讨论实验方案。
3. 根据实验方案进行检测，分析实验结果，写出实验报告。

【注意事项】

1. 严格遵从无菌操作，避免操作者被病原菌感染。
2. 学生应根据易于获得的实验材料设计检测方案。

实验三　肠道菌群失调的微生物学检查

【实验目的】

1. 熟悉肠道菌群失调患者的微生物学检测的原理与方案。
2. 了解肠道菌群失调患者的微生物学检测的注意事项。

【实验原理】

健康人的胃肠道内寄居着种类繁多的微生物，这些微生物称为肠道菌群。肠道菌群按一定的比例组合，各菌之间互相制约、互相依存，在质和量上形成动态平衡。当机体内外环境发生变化，例如长期应用广谱抗生素，敏感肠菌被抑制，未被抑制的细菌趁机大量繁殖，即可引起菌群失调，导致肠道菌群正常生理组合被破坏，而产生病理性组合，引起临床症状，称为肠道菌群失调症。

【实验材料】

1. 病例摘要：一位75岁老年妇女患尿路感染，住院给予口服氨苄西林治疗，1周后尿路感染症状缓解。小便普通培养未见致病菌生长。为防复发，给患者继续用药1周，结果患者出现发热、腹痛、腹泻、大便有白色黏膜状物等症状。肠道粪便涂片革兰染色后镜检，可见大量的革兰阳性球菌，而革兰阴性菌极少。请根据该患者的病史要点、症状和体征，初步判断该患者出现用药后临床症状的原因。应用所学的医学微生物学知识设计一个实验方案对其进行辅助诊断。

2. 试剂与样品：患者粪便、健康人粪便、普通肉汤琼脂培养基、EMB培养基、高盐琼脂培养基、甘露醇培养基、革兰染色液等。

3. 仪器：恒温培养箱、酶标仪等。

4. 学生设计方案中涉及的其他材料。

【实验方法】

1. 在教师引导下，根据病例情况设计疑似肠道菌群失调患者的微生物学检测方案。
2. 分组讨论实验设计方案。
3. 根据实验方案进行微生物学检查，分析实验结果，写出实验报告。

【注意事项】

1. 严格遵从无菌操作，避免操作者感染。
2. 学生应根据易于获得的实验材料设计检测方案。
3. 在该病的诊断中要与多种肠道感染性疾病病原体进行区别。

实验四　洗手产品或中药提取物杀菌效果的检查

【实验目的】

1. 熟悉药物或洗手产品杀菌效果检查的原理与方案设计。
2. 了解药物或洗手产品杀菌效果检查的注意事项。

【实验原理】

某些药物或洗手产品中可能含有能够直接抑制或杀死某些微生物的成分，从而发挥对这些微生物的抑制或杀死作用，这种作用可以通过一定的方法检测出来。

【实验材料】

1. 市售洗手产品、中药提取物等。
2. 恒温培养箱、普通营养琼脂、打孔器、灭菌棉签、剪刀、灭菌生理盐水、滤纸、刀片、试管等。
3. 学生设计方案中涉及的其他材料。

【实验方法】

1. 在教师引导下，设计洗手产品或中药提取物杀菌效果检测的实验方案。
2. 分组讨论实验方案。
3. 根据实验方案进行检测，分析实验结果，写出实验报告。

【注意事项】

1. 采样或样品运送过程要严格遵从无菌操作，避免污染。
2. 学生应根据易于获得的实验材料设计实验方案。

实验五　外周血单个核细胞分离——密度梯度离心法

【实验目的】

1. 掌握密度梯度离心法分离外周血单个核细胞的原理、方法。
2. 了解密度梯度离心法操作的注意事项。

【实验原理】

人血液中各种细胞比重不同，RBC 和多核 WBC 的比重约为 1.092，单个核细胞（包括淋巴细胞和单核细胞）的比重为 1.075～1.090，因此将抗凝血置于比重介于

1.075~1.090 之间的淋巴细胞分层液之上，经一定速度离心沉淀，按其相应密度梯度分布，即可将各种血细胞加以分离。

【实验材料】

1. 抗凝剂：肝素用生理盐水配成 200 单位/毫升，每毫升血加 0.1mL 肝素抗凝剂。
2. 淋巴细胞分层液（聚蔗糖-泛影葡胺分层液）配制方法如下。

甲液：聚蔗糖溶液（polysucrose solution，商品名 Ficoll），将 40%聚蔗糖溶液加双蒸水配成 6%溶液，其比重为 1.020。

乙液：泛影葡胺（meglumini diatrijoici，商品名 urogrnfin），市售泛影葡胺有两种，浓度分别为 76%和 60%。用双蒸水配成 34%溶液，比重为 1.200。

取两份 6%聚蔗糖溶液与 1 份 34%泛影葡胺溶液混匀，以液体比重计调整到比重 1.077~1.078。

亦可购买已配制好的淋巴细胞分层液。

3. Hanks 液

甲液：NaCl 80g、KCl 4g、$MgSO_4 \cdot 7H_2O$ 1g、$MgCl_2 \cdot 6H_2O$ 1g 溶于 400mL 双蒸水中，再加入已溶好的 $CaCl_2$ 1.4g（溶于 50mL 双蒸水），加氯仿 1mL（防腐），最后加双蒸水至 500mL。

乙液：$Na_2HPO_4 \cdot 12H_2O$ 1.5g、KH_2PO_4 0.6g、葡萄糖 10.6g 溶于 400mL 双蒸水中，加 0.4%酚红液 50mL，加氯仿 1mL，最终加双蒸水至 500mL。

工作液：取甲液 10mL、乙液 10mL、双蒸水 180mL。配制后分装小瓶，8 磅 20 分钟灭菌，4℃保存备用。

4. PMI1640 培养液、2%台盼蓝液、水平离心机、液体比重计、量筒、吸管、试管等。

【实验方法】

1. 取比重 1.077 淋巴细胞分层液 3~4mL，放入试管中。
2. 抗凝血稀释，取装有 2mL 肝素抗凝血的试管一支，加入 Hanks 液 2mL，混匀。
3. 用滴管吸取稀释血液，在离分层面上 1cm 处，沿管壁缓慢加入，使稀释血液重叠于分层液之上，稀释血液与分层液体积比例约为 2∶1。
4. 用水平离心机离心 2000r/min，30 分钟。
5. 吸弃上层血浆，再小心吸取血浆与分层液交界处的单个核细胞层于一试管中，加 5 倍以上体积的 Hanks 液，充分混匀，离心 1500r/min，15 分钟，弃上清。同上法洗涤 2 次，弃上清，加 RPMI1640 培养液 0.5~1mL，混匀。
6. 取样做单个核细胞计数，根据实验要求将细胞浓度调到 2×10^6/mL。

【结果观察】

取 1 滴细胞悬液加 1 滴 2%台盼蓝染液，作用 5 分钟后镜检，活细胞不着色，死细胞呈蓝色，计数 200 个单个核细胞，要求所得的单个核细胞活力应在 95% 以上。

【注意事项】

1. 重叠液面时动作要轻、细心，保证两层液体界面清晰。
2. 用等渗培养液制备单个核细胞悬液。
3. 离心时要慢启动、慢停止。
4. 吸取单个核细胞时手法要轻、稳、准。

实验六　聚合酶链反应技术

【实验目的】

1. 掌握聚合酶链反应技术的原理、方法。
2. 了解聚合酶链反应技术操作的注意事项。

【实验原理】

聚合酶链反应（polymerase chain reaction，PCR）又称体外基因扩增技术或 DNA 扩增技术。PCR 能将微量的特定 DNA 片段在数小时内特异地快速扩增至数百万倍，经凝胶电泳后肉眼能直接观察到核酸条带以判断该 DNA 片段是否存在。由于 PCR 具有高度的敏感性和特异性，操作简便易行，快速省时，已成为一种对标本中的特定 DNA 片段进行分析研究和检测鉴定的重要方法。PCR 技术包括三个步骤。

1. DNA 模板变性　在体内 DNA 半保留复制时，双链的解离是依赖一系列酶的作用实现的，而在体外作为 PCR 模板的双链 DNA 是通过 95℃ 左右的高温使其变性，形成单链 DNA 而存在于 PCR 反应体系中。

2. 单链 DNA 模板与引物退火　引物是能够与待扩增 DNA 模板中高度保守序列特异性互补的一段核苷酸序列，一般由 15~30 个碱基连接而成。在降低温度过程中，引物就能与模板 DNA 的高度保守序列发生特异性互补结合，通常把这一过程称为退火。

3. 引物延伸　引物与模板 DNA 结合后，依靠反应体系中 DNA 聚合酶，来催化反应体系游离的单核苷酸。根据碱基配对原则，按引物 5'→3' 方向延伸，形成两条与模板 DNA 互补的半保留复制链。新合成的链又可作为以后扩增的模板。

变性、退火、延伸三个步骤被确定为 PCR 反应的一个循环，每经过一个循环，模板 DNA 的数量就扩增一倍。随着循环次数的增多，模板 DNA 的数目就会呈现几何式扩增。如果一个循环要 2~3 分钟，1~2 小时就可将模板 DNA 的数目放大几百万倍。

【实验材料】

1. 材料　PCR 仪、紫外检测仪、电泳仪、水平式电泳槽、微量加样器、Ependorf 管、吸头（tip）、高速离心机、凝胶样品梳、暗室。

2. 试剂

（1）10×PCR 扩增缓冲液

KCl	500mmol/L
Tris-HCl	100mmol/L（pH8.4）
MgCl$_2$	25mmol/L

明胶 0.1%（W/V）

（2）裂解液　在 1×PCR 扩增缓冲液中加入以下成分。

蛋白酶 K	0.05mg/mL
二硫苏糖醇（DTT）	20mmol/L
SDS	1.8μmol/L

（3）PCR 扩增混合液

PCR 扩增液 1×

4 种 dNTP	各 200μmol/L
引物	0.2~1μmol/L
TaqDNA 聚合酶	2.5U

加含 0.1%二乙基焦碳酸酯（DEPC）的双蒸水，终体积 50μL。

（4）TAE、TBE 电泳缓冲液

TAE 电泳缓冲液	1×0.04mol/L Tris-乙酸
	0.001mol/L EDTA
TBE 电泳缓冲液	1×0.09mol/L Tris-硼酸
	0.002mol/L EDTA

（5）溴乙啶溶液 10mg/mL。

（6）电泳级琼脂糖。

（7）加样缓冲液　2.5g/L 溴酚蓝，400g/L 蔗糖水溶液。

（8）灭菌液体石蜡。

【实验方法】

以 HBV 的 DNA 检测为例进行说明。

1. 标本使用新鲜血清或血浆（不能用肝素抗凝）。当天不处理的标本置-20℃保存。

2. 提取 HBV-DNA。取 40μL 裂解液于离心管中，加 20μL 待测血清或血浆，充分振荡混匀，100℃煮沸 15 分钟，14000rpm 离心 5 分钟，上清液即为 DNA 模板。

3. PCR 扩增。取出 PCR 扩增混合物，离心数秒，取 26μL 加入 PCR 反应管中，然后加入已处理标本的上清（DNA 模板）2μL，离心数秒，滴加两滴液体石蜡，即可在 PCR 仪上循环。

预变性：94℃ 300s。

循环：94℃ 45s、55℃ 45s、72℃ 45s 为一个循环，共进行 35 个循环。

终延伸：72℃ 300s。

4. 将 50×TAE 电泳缓冲液 20mL 加双蒸水稀释至 1000mL 即为 1×TAE, 待用。取 50mL 1×TAE 缓冲液于三角瓶中, 加入 1g 琼脂糖 (加入少许双蒸水, 以防止加热过程中水分蒸发而改变琼脂糖胶的浓度), 加热使之溶解至清亮状。待琼脂糖凉至 55℃ 左右, 制板。于电泳槽中倒入 1×TAE 缓冲液, 取 PCR 终产物 10~15μL 点样, 80~100V 电泳 15~20 分钟。

【结果观察】

1. 将已电泳的凝胶置紫外透射仪上, 在紫外灯 300nm 下被溴乙啶染色的 DNA 呈现明亮的红橙色荧光。

2. 样品出现和阳性对照在同一水平位置上的红橙色荧光带即为阳性, 否则为阴性。

【注意事项】

1. PCR 反应体系不可过大, 否则传热效果不好而影响扩增结果。

2. 严格防止交叉污染, 特别是阳性样品的污染。

3. 溴乙啶有致癌作用, 操作时应戴手套, 并避免污染实验台面。

实验七　人外周血单个核细胞凋亡百分率的检测

【实验目的】

1. 掌握荧光显微镜技术检测细胞凋亡率的原理、方法。

2. 了解荧光显微镜技术操作的注意事项。

【实验原理】

在细胞凋亡早期, 位于细胞膜内侧的磷脂酰丝氨酸 (PS) 迁移至细胞膜外侧。磷脂酰结合蛋白 V (Annexin V) 是一种钙依赖性的磷脂结合蛋白, 它与 PS 具有高度的亲和力。因此, Annexin V 可以作为控针检测暴露在细胞膜表面的 PS。故利用对 PS 有高度亲和力的 Annexin V, 将 Annexin V 标记上荧光素 FITC, 同时结合 PI 染法进行凋亡细胞双染后, 用荧光显微镜观察即可检测凋亡细胞。

【实验材料】

外周血单个核细胞、FITC 标记的 Annexin V、细胞计数器、载玻片、PI 染液、结合缓冲液。

【实验方法】

1. 取外周血单个核细胞 $2×10^6$, 平均分成两份, 一份作为对照, 向另外一份加入 PHA 1μg/mL, 然后在 37℃ 条件下, 培养 3 天。

2. 将正常和诱导凋亡的外周血单个核细胞（1×10^6）用 PBS 洗 2 次。

3. 加入 100μL 结合缓冲液和 FITC 标记的 Annexin V（20μg/mL）10μL，室温避光30 分钟。

4. 再加入 PI（50μg/mL）5μL，避光反应 5 分钟后，加入 400μL 结合缓冲液。

5. 取 20μL 置细胞记数板上，立即用荧光显微镜进行检测（一般不超过 1 小时），同时以不加 Annexin V-FITC 及 PI 的一管作为阴性对照。

【结果观察】

荧光显微镜下可见：正常细胞 Annexin V、PI 均低染；凋亡细胞 Annexin V 高染、PI 低染；坏死细胞 Annexin V、PI 均高染。记下正常活细胞、凋亡细胞和坏死细胞总数，计算人外周血单个核细胞凋亡百分率。

【注意事项】

1. 整个操作动作要尽量轻柔，勿用力吹打细胞。
2. 操作时注意避光，反应完毕后尽快在 1 小时内检测。
3. 用流式细胞术做检测更省时。

实验八　环卵沉淀试验辅助血吸虫感染的诊断

【实验目的】

1. 掌握环卵沉淀试验的原理、方法。
2. 了解环卵沉淀试验操作的注意事项。

【实验原理】

环卵沉淀试验（circum oval precipitin test，COPT）是诊断血吸虫病的一种免疫血清学试验。其原理是血吸虫卵内毛蚴分泌的可溶性抗原物质透过卵壳可与患者血清中特异性抗体结合，在虫卵周围形成折光性较强的沉淀物，即为阳性反应。参与形成环卵沉淀物的主要是患者血清中的免疫球蛋白 IgG 和 IgM。

【实验材料】

1. 阳性血清，取自感染 2~3 周小鼠（摘除眼球取血，分离血清），或采用患者血清、感染血吸虫的家兔血清。
2. 鲜卵，取自感染鼠的肝脏或采用日本血吸虫干卵（即冰冻干燥虫卵）。
3. 石蜡、大头针、毛笔、载玻片和盖玻片等。

【实验方法】

1. 准备载玻片　取洁净载玻片 1 张，用毛笔蘸少许融化石蜡在玻片上画边长 20mm

的正方形。

2. 加待测血清 在蜡线方格内滴加待测血清 3 滴（注意血清有无污染或溶血）。

3. 加血吸虫卵 用大头针尖挑取干卵（100~150 个虫卵），或用滴管滴加新鲜卵悬液 1 小滴（约含 40 个卵），加入血清中并轻轻混匀。

4. 封蜡、培养 盖上 24mm×24mm 盖玻片（不要产生气泡），四周用熔蜡密封，置 37℃温箱培养 48 小时。

5. 镜检 取出培养后的玻片置低倍镜下观察结果。如虫卵外周出现泡状（直径大于 10μm）、指状或带状沉淀物，并有明显折光，边缘较整齐者为阳性反应。

6. 记录环沉率 计数 100 个成熟卵中出现沉淀物的虫卵数为环沉率，>5%者可报告为阳性；1%~4%者为弱阳性。

【结果判定】

"–"：虫卵周围光滑，无沉淀物，或小于 10μm 的小泡状沉淀物者，均为阴性。

"+"：虫卵周围的泡状沉淀物小于虫卵外周的 1/4；细长卷曲带样沉淀物大于虫卵长径；片状沉淀物小于虫卵面积的 1/2。

"++"：虫卵外周沉淀物大于虫卵外周的 1/4；细长卷曲带样沉淀物相当于或超过虫卵长径；片状沉淀物大于虫卵面积的 1/2。

"+++"：虫卵外周泡状沉淀物超过虫卵外周的 1/2，细长卷曲带样沉淀物相当于或超过虫卵长径 2 倍；片状沉淀物相当于或超过虫卵面积。

【注意事项】

1. 将干卵加入血清后，应搅匀分散，切勿成团块，然后覆以 24mm×24mm 的盖玻片。

2. 应确切掌握阳性反应标准。真正的阳性反应，不论小泡状、带状或片状沉淀物，其边缘均应整齐、均匀，并有明显折光。

3. 计算虫卵时，每张标本至少应观察 100 个成熟卵，然后计算阳性反应的环沉率。对于阴性反应的标本，必须看完全片。

4. 已观察的标本，可用 3%来苏儿浸泡 1~2 天，待盖玻片和载玻片分开后，再分别清洗、拭干、备用。

附　录 ▷▷▷▷

附录1　常用玻璃器皿及玻片洗涤方法

一、玻璃器皿洗涤法

实验室要获得正确的实验结果，其中重要条件之一是使用清洁的玻璃器皿。根据不同的实验目的，对各种玻璃器皿的清洁程度要求也不同。

1. 普通玻璃器皿（如试管、培养皿、锥形瓶等）可用毛刷蘸取肥皂粉或去污粉，洗去无机盐、油垢、灰尘等物质，然后用自来水冲洗干净。少数实验要求高的器皿，可先在清洗液中浸泡数十分钟，再用自来水冲洗，最后用蒸馏水洗2~3次。油垢除尽的标准是以水在内壁均匀分布成一薄层而不出现水珠为佳。将洗刷干净的玻璃器皿置于烤箱中，烘干备用。

2. 新购置的玻璃器皿含有游离碱，一般先放入2%盐酸或洗液内浸泡数小时后，再用水冲洗干净。

3. 使用过的器皿应及时洗刷，搁置时间过长会增加洗刷的困难。细菌污染的玻璃器皿，应先用高压蒸汽灭菌器灭菌20~30分钟，并趁热倒出容器内的培养物，然后用热肥皂水洗刷干净后，用自来水冲洗。带菌的移液管和毛细吸管，先放入5%石炭酸溶液中浸泡数小时，再高压灭菌，最后用水冲洗。对于某些特殊的实验要求，还需要用蒸馏水进一步冲洗。

二、玻片洗涤法

细菌染色用的玻片，要求洁净无油，清洗方法如下。

1. 新购置的载玻片和盖玻片，先用肥皂水（或2%盐酸）浸泡1小时，再用自来水洗净。然后用软布擦干，最后浸入滴有少许盐酸的95%乙醇中，保存备用。已用过的带有活菌的载玻片或盖玻片，可先浸泡在5%石炭酸溶液中消毒，再用自来水冲洗干净，擦干后浸入95%乙醇中保存备用。

2. 用过的载玻片，先用纸擦去液体石蜡，再放入洗衣粉液中煮沸，待冷却后取出。逐个用自来水冲洗，然后放入浓洗液中浸泡24小时，控去洗液，最后用自来水冲洗，蒸馏水浸泡。

3. 鞭毛染色用的玻片，经上述步骤清洗后，应选择表面光滑无痕者，浸泡在95%

的乙醇中暂时存放。用时取出玻片，用干净纱布擦去酒精，并过火微热，使残余的酒精挥发。最后用水滴检查，如水滴均匀散开，方可使用。

4. 洗净的玻片，为避免空气中飘浮的油污沾染，最好及时使用。长期保存的干净玻片，在使用前应再次洗涤。

5. 盖玻片使用前，先用洗衣粉或洗液浸泡，再用自来水洗净，然后用95%乙醇浸泡，擦干备用。用过的盖玻片也应及时洗净擦干保存。

三、洗液的配制

洗液以重铬酸钾（或重铬酸钠）的硫酸溶液最为常见，称为铬酸洗液。铬酸洗液是一种去污能力很强的强氧化剂。一般用于洗涤玻璃和瓷质器皿上的有机物质，禁止使用该洗液洗涤金属器皿。

铬酸洗液的成分及配制方法：重铬酸钾60g、浓硫酸460mL、水300mL。先将重铬酸钾溶解在温水中，待冷却后，再缓慢加入浓硫酸（比重为1.84左右，可以用废硫酸），配制好的铬酸洗液呈红色，并含有均匀的红色小结晶颗粒。

稀重铬酸钾溶液的成分及配制方法：重铬酸钾60g、浓硫酸60mL、水1000mL。铬酸洗液加热后，去污作用更强，一般可加热到45~50℃；稀铬酸洗液可煮沸，洗液可反复使用。若洗液变成青褐色，应重新配制。

附录2　常用培养基的配制

一、营养肉汤培养基

1. 成分　新鲜碎牛肉500g（或牛肉膏5g）、蛋白胨10g、氯化钠5g、蒸馏水1000mL。

2. 制法　取新鲜牛肉去脂肪、筋膜并绞碎。加蒸馏水1000mL，搅匀后，放入冰箱过夜。次日取出，隔水煮沸30分钟，用脱脂棉和纱布过滤，挤压收集所有滤液，并补足水分至初始量，即为牛肉浸液。加入蛋白胨、氯化钠，加热使之完全溶解后，调整pH值至7.6，煮沸10分钟，过滤后分装于烧瓶，121℃高压灭菌20分钟后备用。

3. 用途　普通细菌的培养。

二、营养琼脂培养基

1. 固体培养基　在肉汤培养基中加入2%~3%琼脂，加热熔化后，校正pH值至7.6，过滤分装于三角瓶或试管，121℃高压灭菌20分钟，在室温下凝固即为固体培养基。其分为平板、斜面和琼脂高层等种类，用于普通细菌的分离培养、纯培养、观察菌落性状及保存菌种等。

2. 半固体培养基　如果在肉汤培养基中加入0.3%~0.5%琼脂，如上配制，滤过后分装于试管内，121℃高压灭菌20分钟，在室温下直立冷却凝固，即为半固体培养基。用于菌种保存、观察细菌动力等。

3. 血液琼脂培养基　　将普通固体培养基加热熔化，待冷却至 50℃ 左右时，加入 5%~10% 的脱纤维羊或兔鲜血，混匀后分装于试管并摆成斜面，或倾注平皿，待冷却后，置于恒温培养箱 37℃ 培养 24 小时，有污染者废弃，无菌者保存于冰箱冷藏备用，即为血琼脂平板或血斜面培养基。用于细菌的分离培养和保存菌种等。

三、伊红美蓝（EMB）培养基

1. 成分　　2% 无糖琼脂 1000mL、2% 伊红水溶液 20mL、0.65% 美蓝水溶液 10mL、乳糖 10g。

2. 制法　　在无糖琼脂内加入乳糖，加热熔化，冷却至 50℃ 左右时，加入经高压灭菌的伊红及美蓝溶液，摇匀后调整 pH 值至 7.6，倾注平皿。

3. 用途　　用于肠道杆菌的分离鉴定。

四、S-S 琼脂培养基

1. 成分　　牛肉膏 5g、枸橼酸铁 1g、蛋白胨 5g、煌绿 0.33mg、乳糖 10g、中性红 25mg、胆盐 8.5g、琼脂 15g、枸橼酸钠 10g、硫代硫酸钠 8.5g、蒸馏水 1000mL。

2. 制法

（1）加热熔化琼脂、牛肉膏于蒸馏水中，再用 2~3 层纱布过滤。

（2）除中性红、煌绿外，其余成分加入已过滤的琼脂内，摇匀溶解，加热。

（3）调整 pH 值至 7.0，加入中性红、煌绿溶液，摇匀，再煮沸一次（无须灭菌）。

（4）冷却至 55℃ 左右时，倾注平皿。

3. 用途　　用于分离肠道致病菌沙门和志贺菌属细菌。

4. 注意事项

（1）制备好的 S-S 琼脂培养基宜当日使用，或在冰箱内冷藏保存，48 小时内使用。

（2）配好的煌绿溶液，应在 10 天以内使用。

五、双糖含铁培养基

1. 成分

（1）上层（固体）　　蛋白胨 1g、琼脂 1.6g、牛肉膏 0.3g、乳糖 1g、氯化钠 0.5g、0.4% 酚红 0.6mL、硫代硫酸钠 0.02g、硫酸亚铁 0.02g、蒸馏水 100mL。

（2）下层（半固体）　　蛋白胨 1g、琼脂 0.3g、牛肉膏 0.3g、葡萄糖 0.1g、氯化钠 0.5g、0.4% 酚红 0.6mL、蒸馏水 100mL。

2. 制法　　除琼脂和酚红外，将其余各成分溶解于水，校正 pH 值至 7.6。加入琼脂煮沸，再加入酚红水溶液，摇匀。分层分装试管，115℃ 高压灭菌 20 分钟。

3. 用途　　用于肠道致病菌的鉴定。

六、硫乙醇酸钠培养基

1. 成分　　胰酶酪胨 15g、L-胱氨酸 0.5g、酵母浸出粉 5g、葡萄糖 5g、硫乙醇酸钠

0.5g、氯化钠2.5g、蒸馏水1000mL、琼脂0.5g、0.2%亚甲蓝溶液0.5mL。

2. 制法 除葡萄糖和亚甲蓝溶液外，其他成分混合于水内，微温溶解后，调整pH值为弱碱性，煮沸，过滤，加入葡萄糖和亚甲蓝溶液，摇匀，校正pH值至7.1，分装，115℃高压灭菌15分钟。在无菌检查接种前，培养基指示剂氧化层的颜色不得超过培养基深度的1/5。否则，须经隔水煮沸加热，只限加热1次。

3. 用途 用于药物的无菌检查。

七、改良马丁琼脂培养基

1. 成分 蛋白胨5g、磷酸氢二钾1g、酵母浸出粉2g、硫酸镁0.5g、葡萄糖20g、蒸馏水1000mL。

2. 制法 除葡萄糖外，取其他成分加入水中，微温完全溶解后，校正pH值至6.8，煮沸，加入葡萄糖溶解后，摇匀，滤清，分装，115℃高压灭菌20分钟。

马丁琼脂培养基制法：将上述培养基加入15~25g琼脂，调整pH值至6.4，分装，灭菌，制成斜面。

3. 用途 用于霉菌总数测定。

八、沙保培养基

1. 成分 葡萄糖40g、蛋白胨10g、琼脂20g、蒸馏水1000mL。

2. 制法 将上述成分混合后，加热至完全溶解，校正pH值至5.6，115℃高压灭菌15分钟。使用前加入0.1g青霉素钠及0.1g四环素灭菌溶液。

3. 用途 用于药物无菌检查中的真菌检测。

九、胆盐乳糖增菌培养基

1. 成分 蛋白胨20g、磷酸二氢钾1.3g、氯化钠5g、牛胆盐1.3g、磷酸氢二钾4g、乳糖5g、蒸馏水1000mL。

2. 制法 除乳糖和牛胆盐外，将其他成分混合，微温溶解，校正pH值至7.4，过滤，加入乳糖、胆盐溶液，115℃高压灭菌30分钟。

3. 用途 用于大肠埃希菌、假单胞菌增菌培养。

十、枸橼酸盐培养基

1. 成分 无水枸橼酸钠2g、氯化钠5g、硫酸镁0.2g、0.4%溴麝香草酚蓝20mL、磷酸氢二钾1g、琼脂15g、蒸馏水1000mL。

2. 制法 除琼脂和溴麝香草酚蓝外，将其他各成分混合，微温溶解，调整pH值为7.0~7.2，加琼脂煮沸溶解，过滤，加入溴麝香草酚蓝溶液，混合后分装，121℃高压灭菌30分钟，制成斜面。

3. 用途 用于枸橼酸盐利用试验。

十一、磷酸盐葡萄糖蛋白胨水培养基

1. 成分 蛋白胨 7g、葡萄糖 5g、磷酸氢二钾 3.8g、蒸馏水 1000mL。

2. 制法 将上述各成分混合，微温溶解于蒸馏水中，校正 pH 值至 7.2～7.4，过滤，分装，115℃高压灭菌 15 分钟。

3. 用途 用于甲基红、V-P 试验。

十二、蛋白胨水培养基

1. 成分 蛋白胨 10g、蒸馏水 1000mL、氯化钠 5g。

2. 制法 上述各成分加热溶解后，校正 pH 值至 7.0～7.2，过滤，分装，121℃高压灭菌 20 分钟。

3. 用途 用于吲哚试验。

十三、乳糖发酵培养基

1. 成分 蛋白胨 0.2g、氯化钠 0.3g、0.4%溴麝香草酚蓝液 0.6mL、乳糖 5g、蒸馏水 1000mL。

2. 制法 除乳糖和指示剂外，将其他各成分混合，校正 pH 值至 7.4，加入乳糖和指示剂，混匀后分装小试管中，115℃高压灭菌 15 分钟。

3. 用途 用于细菌对乳糖分解能力的测定。

十四、明胶十六烷三甲基溴化铵琼脂培养基

1. 成分 蛋白胨 20g、氯化镁 1.4g、硫酸钾 10g、琼脂 18g、甘油 10mL、明胶 75g、十六烷三甲基溴化铵 0.3g、蒸馏水 1000mL。

2. 制法 将蛋白胨、氯化镁、硫酸钾加入蒸馏水中，微温溶解，校正 pH 值至 7.6，加热煮沸，补足液量，加入甘油和十六烷三甲基溴化铵，使其溶解。再加入明胶，浸泡 15 分钟，最后加入琼脂溶解后，115℃高压灭菌 15 分钟。

3. 用途 用于假单胞菌分离培养。

十五、卵黄高盐琼脂培养基

1. 成分 蛋白胨 6g、氯化钠 30g、牛肉浸出粉 1.8g、琼脂 23g、10%氯化钠卵黄液 100mL、蒸馏水 650mL。

2. 制法 将蛋白胨、牛肉浸出粉、氯化钠加入蒸馏水中，加热溶化，校正 pH 值为 7.4～7.6，加入琼脂，加热熔化，过滤，121℃高压灭菌 20 分钟。待冷却至 60℃时，加入氯化钠卵黄液，混匀后倾注平皿。

10%氯化钠卵黄液制法：取新鲜鸡蛋，用碘酒及酒精将外壳消毒后，开一小孔，弃去蛋清，将蛋黄置于盛有玻璃珠的 10%氯化钠水溶液 100mL 的三角瓶中，摇匀制成悬液。

3. 用途　用于分离金黄色葡萄球菌。

附录 3　常用染色液及试剂的配制

一、常用染色液的配制

1. 革兰染液

（1）结晶紫染液

甲液：结晶紫	2.0g
95%乙醇	20.0mL
乙液：草酸铵	0.8g
蒸馏水	80.0mL

将结晶紫 2.0g 研细后溶于 20mL 95%乙醇中配制成结晶紫乙醇饱和液 20.0mL 甲液，另将 0.8g 草酸铵溶于蒸馏水配制成 80.0mL 乙液，将两液混匀置 24 小时，过滤后备用。此液不易保存，若有沉淀出现，需重新配制。

（2）卢戈碘液

碘	1.0g
碘化钾	2.0g
蒸馏水	300.0mL

先将 2.0g 碘化钾溶于少量蒸馏水中，再将 1.0g 碘溶于碘化钾溶液中，溶解时可稍加热，最后补足蒸馏水至 300.0mL 即成。配成后贮存于棕色瓶中，如变为浅黄色则不能使用。

（3）脱色剂　95%的乙醇。

（4）稀释石炭酸复红染液

碱性复红	1.0g
95%乙醇	10.0mL
5%石炭酸	90.0mL

将碱性复红 1.0g 溶于 95%乙醇 10.0mL 中后，加 5%石炭酸 90.0mL 混合溶解即成石炭酸复红饱和液，滤纸过滤。用时取饱和液 10.0mL 加蒸馏水 90.0mL 即成。

2. 吕氏碱性美蓝染液

A液：美蓝	0.6g
95%乙醇	30.0mL
B液：KOH	0.01g
蒸馏水	100.0mL

分别配制 A 液和 B 液，配好后混合即可。

3. 齐氏石炭酸复红染液

A液：碱性复红	0.3g

95%乙醇	10.0mL
B液：石炭酸	5.0g
蒸馏水	95.0mL

将0.3g碱性复红在研钵中研磨，边研磨边加入95%乙醇，使其溶解后配成10.0mL A液；将5.0g石炭酸溶于蒸馏水中配成95.0mL B液，然后与A液混合即可。通常稀释 5~10倍使用，稀释液易变质失效，应现配现用。

4. 吉姆萨染液

吉姆萨染料	0.8g
甘油	50.0mL
甲醇	50.0mL

将0.8g吉姆萨染色粉在乳钵中磨成细粉，然后徐徐加入50.0mL甘油，将混匀的上述液体倒入烧瓶中，60℃水浴2小时，待冷却后，加入50.0mL纯甲醇，将此液体倒入棕色瓶内，放置2~4周。临用前过滤，即为原液。用时以pH7.0磷酸盐缓冲液10倍稀释，即为应用液。

5. 瑞氏染液

瑞氏染料	1.8g
纯甲醇	600.0mL

将1.8g瑞氏染料放入乳钵内研磨，再加入600.0mL甲醇，充分溶解后，隔夜过滤使用。

6. 瑞氏-吉姆萨染液

取瑞氏染液5mL，吉姆萨原液1mL，加蒸馏水或PBS 6mL混匀即可。

7. 0.5%台盼蓝染液

台盼蓝	1.0g
蒸馏水	100.0mL

将1.0g台盼蓝溶于100.0mL PBS缓冲液中，待溶解后，过滤除去杂质备用。

二、常用试剂的配制

1. 溴甲酚紫指示剂

溴甲酚紫	0.04g
0.01mol/L NaOH	7.4mL
蒸馏水	92.6mL

溴甲酚紫 pH5.2~5.6，颜色由黄变紫，常用浓度为0.04%。

2. 溴麝香草酚蓝指示剂

溴麝香草酚蓝	0.04g
0.01mol/L NaOH	6.4mL
蒸馏水	93.6mL

溴麝香草酚蓝 pH6.0~7.6，颜色由黄变紫，常用浓度为0.04%。

3. 甲基红试剂

甲基红	0.04g
95%乙醇	60.0mL
蒸馏水	40.0mL

先将 0.04g 甲基红溶于 95%乙醇中，然后加入蒸馏水即可。

4. 吲哚试剂

对二甲基氨基苯甲醛	2.0g
95%乙醇	190.0mL
浓盐酸	40.0mL

先将 2.0g 对二甲基氨基苯甲醛溶解于 95%乙醇中，然后缓慢加入浓盐酸 40.0mL。

5. 阿氏（Alsever's）血液保存液

葡萄糖	2.05g
枸橼酸三钠·2H$_2$O	0.80g
枸橼酸	0.50g
NaCl	0.42g
蒸馏水	100.0mL

将各种成分溶解于蒸馏水，滤纸过滤后分装，高压蒸汽灭菌 20 分钟，置 4℃冰箱保存备用。采血时，按 1∶1 比例与等量新鲜血液混合。

6. Hanks 液

A 液：	NaCl	80.0g
	KCl	4.0g
	CaCl$_2$	1.4g
	MgSO$_4$·7H$_2$O	2.0g
	蒸馏水	450.0mL
B 液：	Na$_2$HPO$_4$·12H$_2$O	1.52g
	KH$_2$PO$_4$	0.6g
	葡萄糖	10g
	蒸馏水	450mL
C 液：	1%酚红溶液	16mL

将 B 液缓慢加入 A 液中，边加边搅拌，然后加入 C 液，补足蒸馏水至 1000mL。此为 10 倍浓缩的 Hanks 母液，可加入 2mL 氯仿防腐，置 4℃冰箱保存备用。使用时加 10 倍蒸馏水稀释，然后用 NaHCO$_3$ 校正 pH 值至 7.2~7.4，高压灭菌不要超过 115℃。

7. pH 7.4 0.01mol/L 磷酸盐缓冲液（PBS）

Na$_2$HPO$_4$	1.15g
NaH$_2$PO$_4$	0.228g
NaCl	9g
蒸馏水	1000mL

将上述成分充分溶解于1000mL蒸馏水后，用1mol/L NaOH或HCl校正pH为7.4即可。

8. 0.4%酚红染液

酚红	0.4g
NaOH	10mL
蒸馏水	90mL

称取酚红0.4g置于乳钵中，边研磨边滴加0.1mol/L NaOH，直至颗粒完全溶解，然后倒入容量瓶中，补加蒸馏水至100mL，保存于棕色瓶备用。

9. RPMI-1640 细胞培养液

（1）RPMI-1640 培养液

A液：RPMI-1640	20.8g
蒸馏水	1800mL
B液：HEPES	11.915g
蒸馏水	50mL

将A液与B液分别溶解后，混合在一起，补充蒸馏水至1920mL，用0.22μm微孔滤膜过滤分装，置4℃冰箱保存备用。

（2）L-谷氨酰胺溶液（200mmol/L）

| L-谷氨酰胺 | 2.922g |
| 蒸馏水 | 100mL |

溶解后，过滤除菌，分装后，置4℃冰箱保存备用。

（3）青、链霉素溶液（1万U/mL）

青霉素	100万U
链霉素	100万μg
无菌蒸馏水	100mL

溶解后，无菌条件下分装后，置4℃冰箱保存备用。

（4）两性霉素B溶液（25g/mL）

| 两性霉素B | 2.5mg |
| 蒸馏水 | 100mL |

溶解后过滤除菌，分装后，置4℃冰箱保存备用。

（5）无血清RPMI-1640细胞培养液

RPMI-1640培养液	100mL
L-谷氨酰胺溶液（200mmol/L）	1mL
青、链霉素溶液（1万U/mL）	1mL
7.5%NaHCO₃	2.8mL

混匀后即可使用。

（6）RPMI-1640完全培养液

| RPMI-1640培养液 | 100mL |
| L-谷氨酰胺溶液（200mmol/L） | 1mL |

青、链霉素溶液（1万 U/mL）	1mL
两性霉素 B 溶液（25g/mL）	1mL
7.5%NaHCO₃	2.8mL

混匀后加入 1%酚红 1mL，然后根据需要加入小牛血清 10%~20%即可使用。

10. ELISA 包被缓冲液（0.05mol/L pH9.6 碳酸缓冲液）

Na₂CO₃	1.59g
NaHCO₃	2.93g
蒸馏水	1000mL

将上述成分充分溶解于 1000mL 蒸馏水即可。

11. ELISA 封闭液（2%BSA）

牛血清白蛋白（BSA）	2mL
0.01mol/L pH7.4 磷酸盐缓冲液（PBS）	1000mL

将 2mL 牛血清白蛋白与 0.01mol/L pH7.4 磷酸盐缓冲液 1000mL 充分混合，即为 2%BSA。

12. ELISA 洗涤液

Tween-20	0.5mL
0.01mol/L pH7.4 磷酸盐缓冲液（PBS）	1000mL

将 0.5mL Tween-20 与 0.01mol/L pH7.4 磷酸盐缓冲液 1000mL 充分混合备用。

13. ELISA 底物显色液

（1）首先配制 pH 5.0 磷酸盐-柠檬酸缓冲液

0.2mol/L Na₂PO₄（28.4g/L）	25.7mL
0.1mol/L 柠檬酸（19.2g/L）	24.3mL

将 0.2mol/L Na₂PO₄（28.4g/L）25.7mL 与 0.1mol/L 柠檬酸（19.2g/L）24.3mL 充分混合，然后加蒸馏水至 100mL，即为 pH 5.0 磷酸盐-柠檬酸缓冲液。

（2）配制底物显色液　取 1mg/mL 邻苯二胺 40mg 加入 100mL pH5.0 磷酸盐-柠檬酸缓冲液，待完全溶解后，再加入 30%的 H_2O_2 7.5μL 充分混匀即可。底物显色液需要现配现用，注意避光保存。

14. ELISA 终止液（2mol/L 硫酸）

将 1mL 浓硫酸缓慢滴入 18mL 蒸馏水中即成，滴加浓硫酸时，注意要不断搅拌。

15. 清洁液的配制

清洁液分为高、中、低三种浓度。配制方法见下表（附表 1-1）。

附表 1-1　清洁液配制方法

浓度	重铬酸钾（g）	水（mL）	硫酸（mL）
低浓度清洁液	100	750	250
中浓度清洁液	60	300	460
高浓度清洁液	100	200	800

配制时先将重铬酸钾倒入自来水中，然后加入浓硫酸，加酸时要缓慢，且边加边搅拌。配制好的清洁液存于耐酸器皿中，如经过长期使用变为黑色即表示已失效，应重新配制。

附录4　菌种的分离纯化与保藏

一、菌种的分离纯化方法

菌种分离纯化就是先将需要分离的菌样进行一定程度的稀释，使微生物的细胞（或孢子）尽量呈分离状态，然后有针对性地选择培养基，在不同温度、气体等条件下培养，使其长成一个个纯种的菌落，挑取单个菌落，以获得单一种类（从菌体形态到培养特性都一致）的微生物。菌种的分离纯化是微生物研究工作的基础，整个过程需要严格无菌操作。

常用的分离纯化方法有以下几种。

1. 稀释涂布分离法　将菌样培养物用无菌生理盐水做倍比稀释，然后取一定量不同稀释度的菌样稀释液，滴在制备好的无菌琼脂平板表面，用无菌涂布棒轻轻地涂布均匀。室温放置5分钟左右，使菌液充分吸入琼脂培养基中。将平板倒置于恒温培养箱中，培养一定时间后，观察生长的菌落，用于进一步纯化分离或直接转接斜面。

2. 平板划线分离法　用灭菌接种环蘸取少量待分离菌样，在已制备好的无菌琼脂平板表面进行分区划线，细菌将随着划线区域逐渐分散开来，经恒温培养箱培养后，挑取单个菌落，并转接斜面上培养。如有杂菌，可取斜面培养物少许，制成悬液，再做划线分离。此种分离方法往往需要反复几次才能得到纯种。

3. 稀释平板法　将待分离的菌样用无菌生理盐水做倍比稀释，取一定量不同稀释度的菌样稀释液，与熔化后冷却到45℃左右的培养基混合，摇匀后倾入无菌培养皿中，制成含菌的平板。在合适的稀释度下，经恒温培养箱培养后平板中便可出现单个菌落，可得到纯培养物。

4. 液体稀释法　将微生物在液体培养基中进行浓度递进稀释，直至使一支试管中分配不到一个微生物。若经稀释后在同一个稀释度的大多数试管中（一般应超过95%）没有微生物生长，那么可以认为有微生物生长的试管得到的培养物可能就是纯培养物。此法适用于在固体培养基无法正常生长的原生动物和藻类。

5. 单细胞（单孢子）分离法　对于较大的微生物，可以采用低倍显微镜下，用特制的毛细管从混杂样本中直接分离单个个体（单个细胞或单孢子），用大量的灭菌培养基清洗数次，以除去较小微生物的污染，从而获得纯培养，称为单细胞（单孢子）分离法。

二、菌种保藏方法

1. 菌种保藏的原理　菌种保藏的原理主要是根据细菌的生物学特征，人为创造一个适合细菌长期休眠的环境，使细菌的代谢处于不活泼、生长繁殖处于受抑制的休眠状态，但又不至于死亡。其目的是防止菌种退化、保持菌种生活能力和优良的生产性能，尽量减少、推迟负变异，防止死亡，并确保不被杂菌污染。

2. 常用的菌种保藏方法

（1）斜面低温保藏法　斜面低温保藏法是最早使用，至今仍然普遍采用的方法。具体方法是将纯化菌种转种于适宜的固体斜面培养基上，经37℃培养18~24小时得到健壮的菌体后，置于冰箱4℃保存。此法一般只作为短期存放菌种用，保存期1~3个月。注意保存期间内冰箱温度不可波动太大，否则容易造成菌种性能衰退或死亡。

（2）液体石蜡保藏法　是在传代培养保藏法基础上的改进方法。取纯化菌种穿刺接种于半固体培养基中，经37℃培养18~24小时后，加无菌液体石蜡封闭半固体表面（高度以1cm为宜），然后放入冰箱4℃保存。此法适用于不能利用液体石蜡作为碳源的菌种保藏，其优点是保存期间可以防止培养基水分蒸发并隔绝氧气，能进一步降低细胞代谢、推迟细胞退化，因此能适当延长保藏时间，通常可保存2~3年。

（3）冷冻真空干燥保藏法　此法是用保护剂（常用脱脂消毒牛奶）制备菌悬液，然后快速降至冰冻状态，并在真空下使微生物脱水干燥。这样使菌种的生长和代谢活动处于极低水平，不易发生变异或死亡，因而能延长保存期，一般为5~10年，最长可达15年之久。冷冻真空干燥法是目前较为理想的一种菌种保存方法，我国生物制品菌种大多数采用该法保藏。

（4）液氮超低温保藏法　目前被公认为保存微生物菌种最可靠、防止菌种退化最有效的方法。此法以甘油、二甲基亚砜等作为保护剂，将盛有菌种的密封安瓿在液氮超低温（-196℃）下保藏的方法。由于一般微生物在-130℃以下新陈代谢活动就完全停止了，故该法适用于各种微生物菌种的保藏，甚至藻类、原生动物、支原体等都能用此法获得有效的保藏。

（5）沙土管保藏法　取过滤洗净的细沙和细土按2∶1混合，分装于小管内，加棉塞后灭菌，制成无菌沙土管。用无菌生理盐水将已长好的斜面菌苔洗下，制成菌悬液。取0.2~0.3mL菌悬液接种于沙土管中，真空抽干后置冰箱4℃保存。此法适用于产芽胞的细菌、产孢子的放线菌和丝状真菌等的保藏，其缺点是存活率低、变异率高。

3. 菌种保藏的注意事项

（1）在整个保藏处理过程中，注意严格无菌操作，防止杂菌污染。

（2）菌种制备过程是保持菌种优良特性的一个重要环节。保藏所用的菌种要接种在新鲜的斜面上，接种斜面不宜过密，接种量必须控制适当，生长时间不宜过长，使菌种充分生长好以后再进行保存。

（3）保藏过程中要注意防止菌种退化现象的发生，及时采取有效方法复壮，菌种传代次数过多容易退化。

主要参考书目

［1］罗晶，袁嘉丽．微生物学实验．北京：中国中医药出版社，2007.

［2］罗晶，关洪泉．免疫学基础与病原生物学实验．北京：人民卫生出版社，2012.

［3］杨黎青．免疫学基础与病原生物学实验指导．北京：中国中医药出版社，2007.

［4］卢芳国，范虹．免疫学基础与病原生物学实验教程．北京：科学出版社，2013.

［5］伍参荣，卢芳国．免疫学基础与病原生物学实验教程．北京：中国中医药出版社，2014.